# Adipositas als Risiko in der Perinatalmedizin

T0202292

Andreas Plagemann, Joachim W. Dudenhausen (Hrsg.)

# Adipositas als Risiko in der Perinatalmedizin

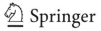

Prof. Dr. med. Andreas Plagemann
Klinik für Geburtsmedizin
Charité – Universitätsmedizin Berlin
Campus Virchow-Klinikum
Augustenburger Platz 1
13353 Berlin

Prof. Dr. med. Joachim W. Dudenhausen, FRCOG
Charité – Universitätsmedizin Berlin
Weill Cornell Medical College
525 East 68th Street, M-701
New York, NY 10065

**Bibliografische Information der Deutschen Bibliothek**
Die Deutsche Bibliothek verzeichnet diese Publikation in der Deutschen Nationalbibliografie; detaillierte
bibliografische Daten sind im Internet über http://dnb.ddb.de abrufbar.

Die Wiedergabe von Gebrauchsnamen, Handelsnamen, Warenbezeichnungen usw. in diesem Werk
berechtigt auch ohne besondere Kennzeichnung nicht zu der Annahme, dass solche Namen im Sinne der
Warenzeichen- und Markenschutz-Gesetzgebung als frei zu betrachten wären und daher von jedermann
benutzt werden dürften.
Produkthaftung: Für Angaben über Dosierungsanweisungen und Applikationsformen kann vom Verlag keine
Gewähr übernommen werden. Derartige Angaben müssen vom jeweiligen Anwender im Einzelfall anhand
anderer Literaturstellen auf ihre Richtigkeit überprüft werden.

Alle Rechte vorbehalten
Springer Medizin © Urban & Vogel GmbH, München 2010
Urban & Vogel ist ein Unternehmen der Fachverlagsgruppe Springer Science+Business Media
Printed in Germany

Satz: Fotosatz Detzner, Speyer
Titelfoto: mauritius images/Westend
Druck: Heichlinger Druckerei, Garching

ISBN 978-3-89935-269-6

# Inhalt

# Vorwort

Die wachsende Epidemie der Übergewichtigkeit (Body-Mass-Index $\geq 25$ kg/m$^2$) und der Adipositas (BMI $\geq 30$ kg/m$^2$) in unserer Gesellschaft ist ein großes medizinisches Problem geworden, das sowohl wichtige soziale und psychologische Konsequenzen als auch somatische Gesundheitsrisiken zur Folge hat.

Etwa 30% der Frauen im reproduktionsfähigen Alter sind übergewichtig oder sogar adipös. Auch aus globaler Sicht ist die Übergewichtigkeit ein Problem der reproduktiven Medizin geworden: Sie hat kritische Konsequenzen für die Fertilität, die mütterliche Gesundheit in der Schwangerschaft, während der Geburt und im Wochenbett sowie entscheidende lebenslange Konsequenzen für das Kind. Die veränderte Insulinempfindlichkeit scheint das zentrale Problem bei Übergewicht und Adipositas in der Schwangerschaft zu sein und beeinflusst die Versorgung des Feten. Viele Komplikationen in der Schwangerschaft wie Bluthochdruck, Präeklampsie und Gestationsdiabetes sind sehr viel häufiger. Die Rate der operativen Entbindungen steigt beträchtlich, und die Risiken für den Feten inklusive einer erhöhten perinatalen Mortalität und der Makrosomie mit geburtsmechanischen Folgen wie der Schulterdystokie sind entscheidend. Geradezu alarmierend sind Beobachtungen und Zahlen, die auch eine erhöhte Rate von Übergewichtigkeit und Adipositas bei Kindern und Jugendlichen infolge Übergewichts während der Schwangerschaft beschreiben („Tracking", „Programming").

Die überblickartigen und evidenzgestützten Darstellungen dieses Buches, aufbauend auf einem Symposium der „Stiftung für das behinderte Kind – Förderung von Vorsorge und Früherkennung" im Mai 2009, stehen im Zentrum der präventiven Arbeit der Stiftung. Eine primäre Prävention durch Verminderung der Komplikationen von Übergewicht und Adipositas der Mutter für die mütterliche, fetale und kindliche Gesundheit ist möglich. Sie kann vor allem durch eine Normalisierung des prägraviden Gewichts erreicht werden, ist aber auch durch einen bewusst und gezielt gesunden Lebensstil (Ernährung, Bewegung) während der Schwangerschaft positiv zu beeinflussen.

Berlin, New York, im August 2010

*Andreas Plagemann*
*Joachim W. Dudenhausen*

# 1 Mütterliches Übergewicht: Folgen für das Neugeborene?

MARTIN WABITSCH

## Einleitung

Ungefähr ein Drittel aller Schwangeren ist übergewichtig. Mütterliches Übergewicht bei der Konzeption verändert die Stoffwechselanpassung während der Schwangerschaft und beeinflusst das Wachstum und die Entwicklung der Plazenta, des Embryos und des Fetus. Übergewicht während der Schwangerschaft ist mit einem erhöhten Risiko für Schwangerschafts- und Geburtskomplikationen verbunden, insbesondere für Gestationsdiabetes, Präeklampsie, Makrosomie, Schulterdystokie und höhere Raten von Schnittentbindungen und Infektionen. Maternales Übergewicht ist auch ein unabhängiger Risikofaktor für Neuralrohrdefekte und andere Entwicklungsanomalien, die mit einer unzureichenden glykämischen Kontrolle assoziiert sind.

Das Wachstum und die Entwicklung des Fetus sind abhängig von der mütterlichen metabolischen Anpassung, die durch die plazentaren Hormone gesteuert wird, und von der Versorgung mit Sauerstoff und Nährstoffen. Mütterliches Übergewicht beeinflusst diese metabolischen Vorgänge. Die physiologische Zunahme der Insulinresistenz am Ende der Schwangerschaft wird bei übergewichtigen Müttern verstärkt und führt zu einem deutlichen postprandialen Anstieg von Glukose, Lipiden und Aminosäuren und damit zu einem exzessiven Angebot an Nährstoffen für den Fetus. Die Folgen sind eine Makrosomie und vergrößerte Fettdepots. Die dadurch veränderte metabolische Programmierung des Fetus erhöht sein Risiko für Übergewicht und postnatale Folgeerkrankungen.

Einige Studien zeigen, dass die Stillrate und die Stilldauer bei mütterlichem Übergewicht erniedrigt sind. Hierzu trägt ein verändertes Trinkverhalten des Neugeborenen bei.

## Prävalenz von Übergewicht und Adipositas bei Erwachsenen in Deutschland

Ein Großteil der erwachsenen Männer und Frauen in Deutschland ist übergewichtig bzw. adipös (Abb. 1). Dabei zeigt sich eine deutliche Abhängigkeit der Prävalenz von Übergewicht und Adipositas von der sozialen Schicht. In der Unterschicht sind über 30 % der Frauen adipös. Zudem zeigt sich eine deutliche Abhängigkeit vom Wohnort in Deutschland. Entsprechend einer Aufteilung der Prävalenzzahlen nach Bundesländern zeigt sich die höchste Prävalenz von Übergewicht und Adipositas bei Frauen in Thüringen, Mecklenburg-Vorpommern und Sachsen-Anhalt, die niedrigste in Schleswig-Holstein und Hamburg.

Betrachtet man die Altersabhängigkeit der Prävalenzzahlen (Abb. 1), so zeigt sich,

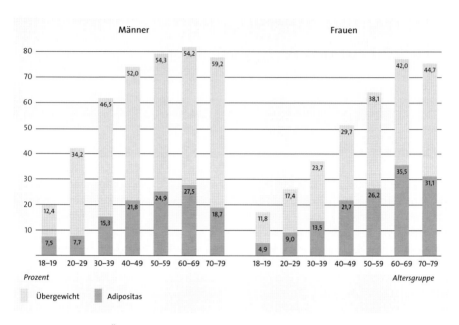

Abb. 1: Prävalenz von Übergewicht und Adipositas bei Erwachsenen in Deutschland (Gesundheits-berichterstattung des Bundes 2005).

dass z. B. im gebärfähigen Alter in der vierten Lebensdekade 13,5 % der Frauen eine Adipositas aufweisen und weitere 23,7 % übergewichtig sind, d. h., bei 37,2 % ist das Körpergewicht erhöht. Umgekehrt lässt sich feststellen, dass ca. ein Drittel aller Schwangeren übergewichtig ist.

## Zusammenhang zwischen maternaler Adipositas und Schwangerschaftskomplikationen

Eine der bedeutendsten Studien, die den Zusammenhang zwischen mütterlicher Adipositas und Schwangerschaftskomplikationen untersuchte, wurde im Zeitraum von 1989 bis 1997 bei über 280.000 Schwangerschaften in der North West Thames

Region in England durchgeführt. Hierzu wurde eine validierte klinische Datenbank ausgewertet, in die 80 % der Geburten in dieser Region einflossen. 62 % der Schwangeren waren normalgewichtig [17].

» Bei den vorgeburtlichen Komplikationen zeigte sich mit zunehmendem Body-Mass-Index (BMI) ein deutlich erhöhtes Risiko für einen Gestationsdiabetes (Odds Ratio [OR] 3,6 [3,2–4,0]) und eine Präeklampsie (bei einem BMI > 30 kg/m$^2$ OR: 2,1 [1,8–2,5]).

» Bei der Untersuchung der mütterlichen Komplikationen wurde mit steigendem BMI ein höheres Risiko für Infektionen im Genitaltrakt, Wundinfektionen, Infektionen der harnableitenden Wege und Fieber mit unbekannter Ursache gefunden.

» Eine Reihe von Geburtskomplikationen trat in deutlicher Abhängigkeit vom mütterlichen BMI auf. Das Risiko für einen Notkaiserschnitt stieg in Abhängigkeit vom BMI deutlich an und lag bei einem BMI > 30 kg/m² bei einer OR von 1,8 (1,7–1,9). Auch das Risiko für einen selektiven Kaiserschnitt stieg mit dem BMI an, ebenso wie die Häufigkeit von Blutungen nach der Entbindung.

Abbildung 2 zeigt den Zusammenhang zwischen der Verteilung der Geburtsgewichte der Neugeborenen und dem mütterlichen BMI, eingeteilt in drei BMI-Klassen. Man erkennt deutlich, dass mit steigendem BMI der Mutter das kindliche Geburtsgewicht ansteigt. Die Geburtsgewichte bei Müttern mit einem BMI > 30 kg/m² zeigen eine recht schiefe Verteilung.

In Abhängigkeit vom mütterlichen BMI bestand ein deutlich erhöhtes Risiko für fetale Komplikationen wie Totgeburten, ein Geburtsgewicht oberhalb der 90. Perzentile sowie einen niedrigen Apgar-Score. Neugeborene von übergewichtigen Müttern mussten auch häufiger stationär überwacht werden als Neugeborene von normalgewichtigen Müttern. Übertragene Neugeborene (> 42. SSW) wurden häufiger von Müttern mit einem BMI > 30 kg/ m² geboren (OR 1,7 [1,2–2,4]). Interessanterweise zeigte sich auch bei dieser Studie, dass die Häufigkeit von Stillen nach der Geburt mit steigendem BMI der Mütter deutlich abnahm.

Auch in anderen Studien konnten die dargestellten erhöhten Risiken infolge von Übergewicht in der Schwangerschaft nachgewiesen werden, wie erhöhtes Risiko für intrauterinen Tod [2, 19], höheres Plazen-

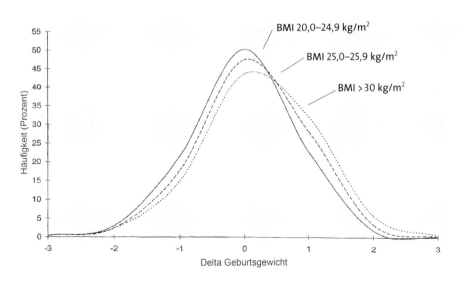

Abb. 2: Verteilung der Geburtsgewichte in Abhängigkeit vom mütterlichen BMI [17].

tagewicht [22], niedrigeren Apgar-Score [12, 15], höhere Prävalenz makrosomer Neugeborener [4, 7]. Die Folgen einer Makrosomie können verschiedene Geburtsverletzungen sein, vor allem eine Schulterdystokie. Insgesamt besteht eine erhöhte perinatale Mortalität [8, 14].

Die dargestellten Komplikationen verursachen auch erhöhte Kosten. Einer französischen Studie zufolge wurden übergewichtige Schwangere deutlich länger im Krankenhaus behandelt, und die Kosten für die Geburt sowie die vor- und nachgeburtliche Betreuung waren fast doppelt so hoch wie bei schlanken Schwangeren [6].

## Mütterliches Übergewicht und Fehlbildungen beim Neugeborenen

Eine Reihe von Untersuchungen hat gezeigt, dass mütterliches Übergewicht mit Fehlbildungen beim Neugeborenen assoziiert ist. Dazu gehören Neuralrohrdefekte, Kryptorchismus [1], Zahnentwicklungsstörungen [9], Gastroschisis, Omphalozele [20, 21] sowie angeborene Herzfehler [13, 16, 18, 20, 21].

Eine Auswertung des Mainzer Geburtenregisters [16], bei der Daten von über 20.000 Neugeborenen berücksichtigt wurden (Zeitraum 1990–1995), ergab, dass das Risiko für Fehlbildungen bei Neugeborenen von Müttern mit einem BMI > 30 kg/m$^2$ 1,3-fach erhöht war im Vergleich zu Müttern mit einem BMI < 30 kg/m$^2$. Signifikant häufiger traten Fehlbildungen des Auges, des Gehirns (Enzephalozele) und der großen Gefäße (Truncus arteriosus, Transposition der großen Gefäße), Pottersequenz, renale Agenesie sowie Speiseröhrenatresie auf.

Eine Untersuchung von *Cedergren* und *Kallen* [3], die gezielt das Risiko definierter Herzfehler bei Neugeborenen übergewichtiger Schwangerer untersuchte, ergab ein erhöhtes Risiko für alle Herzfehler. Besonders erhöht war das Risiko für das Auftreten eines Vorhof- bzw. eines Ventrikelseptumdefekts. Die kritische Periode für das Auftreten solcher Fehlbildungen liegt in der Embryonalzeit zwischen dem 40. und dem 60. Tag nach der Konzeption.

### Pathophysiologische Überlegungen

Bei Betrachtung des Energiestoffwechsels von Schwangeren ist festzustellen, dass pro Schwangerschaft ca. 20 MJ Energie für die Entwicklung des neuen fetalen Gewebes aufgebracht werden müssen. Diese Energie wird konstant aufgebracht, unabhängig von der Ernährungssituation der Mutter. In Abhängigkeit von der Ernährung wird eine unterschiedliche Menge für die Gewichtszunahme und das Fettgewebewachstum bei der Schwangeren aufgebracht. Die Energie hierfür liegt in Mitteleuropa bei ca. 150 MJ pro Schwangerschaft. Zudem wird Energie für den Erhalt des neuen embryonalen Gewebes benötigt; der Energieaufwand hierfür liegt in Mitteleuropa ebenfalls bei 150 MJ. Die beiden letztgenannten Komponenten des Energiestoffwechsels bei Schwangeren sind stark abhängig vom Nahrungsmittelangebot. Mit fallendem Nahrungsmittelangebot nehmen diese Komponenten ab und werden in Hungergebieten sogar negativ. Dies bedeutet, dass die Mütter während der Schwangerschaft eher an Gewicht abnehmen und ihr Fettgewebe für die Entwicklung embryonalen Gewebes aufbrauchen. In solchen Situationen steht auch deutlich weniger Energie für den Erhalt von neuem embryonalem Gewebe zur Verfügung.

Das übergeordnete Prinzip besteht in einer Anpassung des mütterlichen Energiestoffwechsels an das Kind, damit dessen Nährstoffversorgung sichergestellt wird.

Abbildung 3 zeigt den Energiestoffwechsel von Schwangeren im Nüchternzustand und in der Postprandialphase. Im Nüchternzustand werden Glykogenreserven mobilisiert, und die hepatische Glukoseproduktion ist gesteigert. Außerdem werden Lipidspeicher zur Energiebereitstellung entleert, um den Proteinkatabolismus zu minimieren, damit Glukose und Aminosäuren für den Fetus bereitgestellt werden können. Es kommt zu einer Erhöhung freier Fettsäuren und so zu einer Erhöhung von VLDL-Partikeln in der Zirkulation.

In der Postprandialphase liegt ein besonderes Charakteristikum in einer erhöhten Glukosekonzentration über längere Zeit postprandial. Die Glukosetoleranz bei Schwangeren ist verändert. Glukose ist der hauptsächliche Energieträger für den Fetus. Es ist wichtig, dass die Glukosediffusion transplazentar kontinuierlich über 24 Stunden ermöglicht wird. In diesem Zusammenhang ist auch die physiologische Insulinresistenz in der späten Schwangerschaft zu sehen. Eine gesteigerte hepatische Glukoneogenese unterstützt dies ebenso.

Im Bereich des Lipidstoffwechsels zeigt sich eine gesteigerte Lipolyse im Fettgewebe, die mit einer Hyperlipidämie vergesellschaftet ist. Man spricht hier auch von einem zirkulierenden Energiereservoir der Schwangeren. Freie Fettsäuren können die Plazenta passieren, Triglyzeride nicht.

Im Bereich des Aminosäurenstoffwechsels zeigen sich bei Schwangeren eine insgesamt erhöhte Proteinsyntheserate und eine erniedrigte Oxidation von Aminosäuren.

Durch die Verstärkung der peripheren und der hepatischen Insulinresistenz und die Erhöhung der Konzentration zirkulierender Nährstoffe (Glukose, Lipide, Aminosäuren) kommt es letztendlich zu einem erhöhten Nährstoffangebot für den Fetus. Bei einer Überernährung der Schwangeren kommt es auch zu einer Erhöhung der Insulin-ähnlichen Wachstumsfaktoren (IGFs) und zu einer Erniedrigung ihrer Bindungsproteine (binding proteins, IGFBPs).

Bei Betrachtung der dargestellten Veränderungen im Energiestoffwechsel der Schwangeren und im Stoffwechsel der Energieträger (Kohlenhydrate, Eiweiß, Fett) kann die Hypothese aufgestellt werden, dass die erhöhte Blutzuckerkonzentration und die Hyperinsulinämie bei übergewichtigen Schwangeren einen Risikofaktor für das Auftreten von Fehlbildungen darstellen. Ebenso kann eine Erhöhung der Konzentration der anderen Nährstoffe (Fettsäuren, Aminosäuren), Hormone (Leptin, Adiponektin) und der bei einer Adipositas vermehrt vorhandenen Zytokine (subklinische Inflammation) das Risiko für die Entstehung von Fehlbildungen erhöhen. Neuere Befunde über zahlreiche Sekretionsprodukte des Fettgewebes zeigen weitere potenzielle Risikofaktoren. Zur Klärung der ursächlichen Zusammenhänge sind weitere Untersuchungen notwendig. Die Ursache für die erhöhte Rate von Fehlbildungen bei Neugeborenen übergewichtiger Schwangerer ist heute noch weitgehend unbekannt.

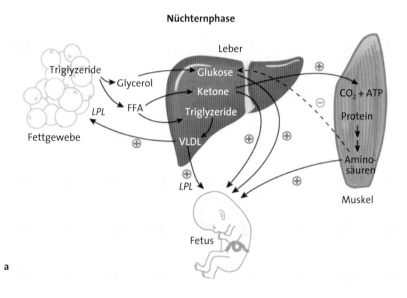

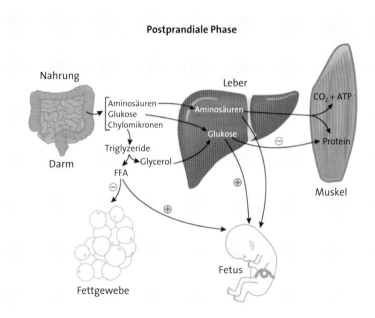

Abb. 3: Auswirkungen einer Schwangerschaft auf den Stoffwechsel der Nährstoffe bei der Mutter; **a**: Nüchternphase, **b**: Postprandiale Phase (mod. n. [10]).

## Zusammenfassung

In den vergangenen drei Jahrzehnten hat sich die Zahl übergewichtiger Schwangerer in Deutschland deutlich erhöht, was eine Zunahme an Schwangerschaftskomplikationen zur Folge hatte. Die Zahl der Geburtskomplikationen nimmt mit steigendem Körpergewicht der Schwangeren zu. Mit steigendem Körpergewicht von Schwangeren steigt auch das Geburtsgewicht der Neugeborenen. Neugeborene übergewichtiger und adipöser Mütter zeigen ein deutlich erhöhtes Risiko für Fehlbildungen. Die Ursachen hierfür sind weitestgehend unbekannt. Potenzielle Auslöser könnten erhöhte Konzentrationen zirkulierender Sekretionsprodukte des Fettgewebes, verschiedener Nährstoffe (Fettsäuren, Aminosäuren, Glukose) sowie von Hormonen (Insulin, Leptin) sein.

Ungeachtet dieser möglichen Zusammenhänge konnten Untersuchungen der letzten Jahre zeigen, dass die mit einer Adipositas assoziierten endokrinen und metabolischen Veränderungen bei Schwangeren zu einer endokrinen und metabolischen Programmierung beim Fetus führen. Die Folgen sind ein verändertes Ernährungsverhalten und Körperwachstum, eine Gewichtszunahme und ein erhöhtes Risiko metabolischer Folgeerkrankungen beim heranwachsenden Kind (siehe Kap. 6, 7 und 8).

### Literatur

1. **Berkowitz GS, Lapinski RH, Godbold JH, Dolgin SE, Holzman IR.** Maternal and neonatal risk factors for cryptorchidism. Epidemiology 1995; 6: 127–131.
2. **Cedergren MI.** Maternal morbid obesity and the risk of adverse pregnancy outcome. Obstet Gynecol 2004; 103: 219–224.
3. **Cedergren MI, Kallen BA.** Maternal obesity and infant heart defects. Obes Res 2003; 11: 1065–1071.
4. **Cogswell ME, Serdula MK, Hungerford DW, Yip R.** Gestational weight gain among average-weight and overweight women – what is excessive? Am J Obstet Gynecol 1995; 172: 705–712.
5. **Dietl J.** Maternal obesity and complications during pregnancy. J Perinat Med 2005; 33:100–105.
6. **Galtier-Dereure F, Boegner C, Bringer J.** Obesity and pregnancy: complications and cost. Am J Clin Nutr 2000; 71: 1242S–1248S.
7. **Galtier-Dereure F, Montpeyroux F, Boulot P, Bringer J, Jaffiol C.** Weight excess before pregnancy: complications and cost. Int J Obes Relat Metab Disord 1995; 19: 443–448.
8. **Garbaciak JA, Jr., Richter M, Miller S, Barton JJ.** Maternal weight and pregnancy complications. Am J Obstet Gynecol 1985; 152:238–245.
9. **Kieser J, Holborow D.** The prevention and management of oral barotrauma. N Z Dent J 1997; 93: 114–116.
10. **King JC.** Maternal obesity, metabolism, and pregnancy outcomes. Annu Rev Nutr 2006; 26: 271–291.
11. **Lovelady CA.** Is maternal obesity a cause of poor lactation performance. Nutr Rev 2005; 63: 352–355.
12. **Mancuso A, D'Anna R, Leonardi R.** Pregnancy in the obese patient. Eur J Obstet Gynecol Reprod Biol 1991; 39: 83–86.
13. **Mikhail LN, Walker CK, Mittendorf R.** Association between maternal obesity and fetal cardiac malformations in African Americans. J Natl Med Assoc 2002; 94: 695–700.
14. **Naeye RL.** Maternal body weight and pregnancy outcome. Am J Clin Nutr 1990; 52: 273–279.
15. **Perlow JH, Morgan MA, Montgomery D, Towers CV, Porto M.** Perinatal outcome in pregnancy complicated by massive obesity. Am J Obstet Gynecol 1992; 167: 958–962.
16. **Queisser-Luft A, Kieninger-Baum D, Menger H, Stolz G, Schlaefer K, Merz E.** Does maternal obesity increase the risk of fetal abnormalities? Analysis of 20,248 newborn infants of the Mainz Birth Register for detecting congenital abnormalities. Ultraschall Med 1998; 19: 40–44.
17. **Sebire NJ, Jolly M, Harris JP, et al.** Maternal obesity and pregnancy outcome: a study of

287,213 pregnancies in London. Int J Obes Relat Metab Disord 2001; 25: 1175–1182.

18. **Shaw GM, Nelson V, Moore CA.** Pregnancy body mass index and risk of multiple congenital anomalies. Am J Med Genet 2002 107:253–255

19. **Stephansson O, Dickman PW, Johansson A, Cnattingius S.** Maternal weight, pregnancy weight gain, and the risk of antepartum stillbirth. Am J Obstet Gynecol 2001; 184: 463–469.

20. **Waller DK, Mills JL, Simpson JL, et al.** Are obese women at higher risk for producing mal-

formed offspring? Am J Obstet Gynecol 1994; 170: 541–548.

21. **Watkins ML, Rasmussen SA, Honein MA, Botto LD, Moore CA.** Maternal obesity and risk for birth defects. Pediatrics 2003; 111: 1152–1158.

22. **Williams LA, Evans SF, Newnham JP.** Prospective cohort study of factors influencing the relative weights of the placenta and the newborn infant. BMJ 1997; 314: 1864–1868.

# 2 Ätiologie der Adipositas

ALFRED WIRTH

Die Forschung zu den Ursachen der Adipositas hat in letzter Zeit deutliche Fortschritte gemacht. Wenngleich hinsichtlich des Missverhältnisses von Energieaufnahme zu Energieverbrauch wissenschaftlich viele gesicherte Erkenntnisse vorliegen, tut sich der klinisch Tätige in der Regel schwer, im Einzelfall die Ursache der Adipositas eruieren zu können. Dennoch sollte man aus verschiedenen Gründen bei jedem Adipösen ernsthaft die Frage nach dem Grund der Gewichtszunahme eruieren.

Bei den meisten Menschen wird das Gewicht relativ konstant reguliert; größere Tagesschwankungen sind auf Verschiebungen im Wasserhaushalt zurückzuführen. Langfristig steigt das Gewicht im Alter zwischen 20 und 60 Jahren in Industrienationen um 15–20 kg; im höheren Alter geht es oft aus bisher unbekannten Gründen wieder zurück. Eine Gewichtszunahme im Laufe des Erwachsenenalters ist zwar normal, jedoch nicht physiologisch; bei Naturvölkern beträgt sie nur ca. 2 kg.

Die kurzfristige Gewichtsregulation wird durch sog. episodische Signale reguliert (Abb. 1). Darunter versteht man Signale aus dem Intermediärstoffwechsel (z. B. Glukose, Fettsäuren, Aminosäuren), aus dem Magendarmtrakt (z.B. Ghrelin, Vagusaktivität) und dem Gehirn (z.B. Sehen, Riechen, Schmecken, Kognition). Die langfristige Regulation wird jedoch vorwiegend vom Fettgewebe beeinflusst. Neben dem Leptin sind eine Reihe anderer Substanzen mit Wirkung auf die zentrale Regulation in verschiedenen Hirnzentren bekannt; auch Energieaufnahme und Energieverbrauch beeinflussen Hunger und Sättigung.

Erstaunlicherweise hat die Regulation des Körpergewichts in der Vergangenheit gut funktioniert, in der heutigen Zeit trifft das jedoch vielfach nicht mehr zu; wir befinden uns nun schon seit vielen Jahren in einer Adipositasepidemie mit steigendem Ausmaß. Was sind die Ursachen der Imbalance von Energieaufnahme und Energieverbrauch?

## Genetische Prädisposition

Eine Adipositas kann vererbt sein, die Wahrscheinlichkeit hierfür liegt bei 50–60 %. Mutationen in Genen sind selten, beim Melanokortin-4-Rezeptor-(MC4R-)Gen liegt eine solche bei ca. 3 % der Bevölkerung vor; üblicherweise besteht jedoch ein Polymorphismus. In formalgenetischen Studien wie Familien-, Adoptions- und Zwillingsstudien hat man das Ausmaß genetischer Faktoren an der Entwicklung der Adipositas erforscht.

Die Vererbung spielt vorwiegend beim Energieverbrauch eine Rolle. Als Kandidaten für erbliche Effekte kommen alle drei Komponenten des Energieverbrauches in

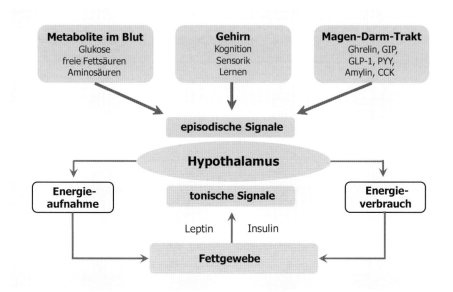

Abb. 1: Integrierte Beschreibung der Regulation von Energieaufnahme und Energieverbrauch. Der Hypothalamus spielt dabei eine zentrale Rolle, da in ihm Signale von verschiedenen Körperregionen verarbeitet werden (modifiziert nach [1]).

Frage: Grundumsatz, Thermogenese und körperliche Aktivität. Weniger Erkenntnisse gibt es von der Energieaufnahme, wenngleich die neuere Forschung auch hierfür Hinweise liefert.

Wesentliche Erkenntnisse stammen von der *Zwillingsforschung*. Zwillinge wurden z.B. 100 Tage mit 1000 kcal/d überernährt, was zu einem Anstieg des Gewichts von 8,1 kg führte [5]. Die computertomographisch ermittelte Zunahme des viszeralen Fetts korrelierte in homozygoten Zwillingen signifikant (r = 0,72). Von der Zwillingsforschung gibt es zahlreiche andere Hinweise für eine Vererblichkeit der Adipositas.

Aber auch *Familienstudien* liefern Hinweise für die Rolle der Vererbung bei der Entwicklung einer Adipositas. Wenn z.B. die Varianz von Körpergewicht oder viszeraler Fettmasse innerhalb von Familien (oder Zwillingspaaren) deutlicher variiert als die Varianz zwischen den Familien (oder Zwillingspaaren), weist der Unterschied auf eine erbliche Komponente hin. Die Vererblichkeit von viszeralem Fett betrug in dieser Studie 47 % [20].

**》 Die Adipositas wird zu etwa 50 % vererbt.**

In *Adoptionsstudien* kann man genetische Effekte erforschen, da die Adoptierten mit ihren biologischen Eltern die Erbmasse und mit den Adoptiveltern die Umwelt teilen. Eine Auswertung des dänischen Adoptionsregisters mit 3580 Personen war diesbezüglich sehr aufschlussreich [27]: Das Gewicht der Adoptierten korrelierte nicht mit dem der Adoptiveltern, sondern nur mit dem der biologischen Eltern (Abb. 2).

Ein wichtiger Ansatz ist die Suche nach *Kandidatengenen.* Gefunden wurden sowohl monogene rezessive als auch monogene dominante Formen. Am bekanntesten wurde eine Mutation im Leptingen bei Cousin und Cousine blutsverwandter Eltern einer pakistanischen Familie [16]. Ihre Leptinspiegel waren extrem niedrig, das Mädchen wog im Alter von 8 Jahren bereits 86 kg bei einer Körperlänge von 137 cm. Ein zehnjähriges Mädchen mit einer Leptindefizienzmutation wurde mit rekombinantem Leptin behandelt [9]. Bereits nach einer Woche war die Hyperphagie gestoppt und nach einem Jahr hatte sie 20 kg abgenommen. Variationen sind auch im MC4R-Gen und im FTO-Gen beschrieben, die nicht den Energieverbrauch, sondern die Nahrungsaufnahme (Esskontrolle, Nahrungsauswahl) betreffen [7, 12].

Eine andere Form der genetischen Adipositasforschung ist der *Genomscreen.* Hierbei werden chromosomale Regionen identifiziert, in denen Gene vorhanden sind, die den Phänotyp Adipositas bedingen. Möglicherweise sind die Chromosomen 1q32, 10p12, 10q und 20q13 von Bedeutung. Mutationen auf den genannten Genen könnten bei etwa 30 % der Adipösen eine klinische Bedeutung haben [12].

Eine Reihe *genetischer Syndrome* mit Adipositas sind beschrieben. Sie sind selten und haben nicht nur Veränderungen der Fettmasse und der Fettverteilung, sondern auch andere Anomalien zur Folge. Bei jedem Adipösen sollte man bei der körperlichen Untersuchung auf die Konstitution, die Intelligenz, den Tonus der Muskulatur und die Ausprägung der Finger, Zehen und Genitalorgane achten (siehe Abschnitt „Krankheiten mit Adipositas").

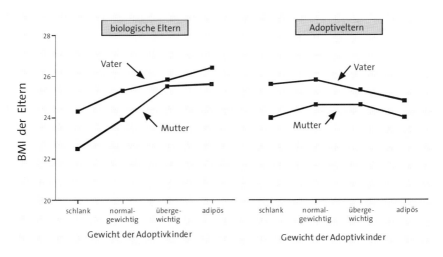

Abb. 2: Gewicht von 540 adoptierten Kindern, verglichen mit dem der biologischen Eltern und der Adoptiveltern 30 bis 50 Jahre nach der Adoption (modifiziert nach [27]).

>> Die Genetik ist oft die Basis für die Entwicklung einer Adipositas. Die Umwelt bestimmt ihre Ausprägung.

## Erhöhte Energieaufnahme

Die Energieaufnahme ist komplex geregelt. Dies ist in Anbetracht der Tatsache, dass eine erhebliche Fehlregulation – insbesondere zum Untergewicht – für den Körper vital bedrohlich ist, verständlich und notwendig. Die Schaltstellen der Energieaufnahme sind daher – wie unten gezeigt wird – durch viele parallele Strukturen auf verschiedenen Ebenen und in vielen Organen vernetzt.

Um Missverständnisse zu vermeiden, seien hier einige Begriffe der Energieaufnahme definiert [3]:

**Episodische Appetitkontrolle:** Diese Signale werden beim Essen generiert; sie sind sowohl biologischer als auch psychosozialer Natur.

**Tonische Appetitkontrolle:** Diese Signale regulieren Hunger und Sättigung langfristig. Sie kommen vorwiegend aus dem Fettgewebe (Hormone) und wirken durch Interaktion mit Hirnstrukturen.

**Appetit:** Der Begriff schließt verschiedene Aspekte des Essverhaltens ein: Häufigkeit und Ausmaß der Essepisoden, Auswahl der Speisen hinsichtlich der Makronährstoffe, Energiedichte der Nahrungsmittel, Variation der Speisen.

**Sättigung („satiation"):** Dieser Begriff bezeichnet den Prozess, der die Mahlzeit zu Ende bringt; Sättigung kontrolliert den Essvorgang. Die Sättigung wird vorwiegend durch die Essmenge bestimmt.

**Sattheit („satiety"):** Dieser Prozess beginnt nach Beendigung einer Mahlzeit und unterdrückt den Hunger (Bedürfnis nach Essen) und hält die Hemmung zu essen für eine bestimmte Zeit aufrecht; Sattheit kontrolliert das Zeitintervall von Mahlzeit zu Mahlzeit. Die Sattheit wird durch eine Reihe von Faktoren bestimmt (Tab. 1).

Tab. 1: Orektische (appetitstimulierende) und anorektische (appetithemmende) Substanzen.

| Stimulierende Substanzen | Hemmende Substanzen |
|---|---|
| >> Orexin A und B | >> Insulin |
| >> Ghrelin | >> Leptin |
| >> Neuropeptid Y (NPY) | >> Peptid PYY 3-36 |
| >> Melanin-concentrating hormone (MCH) | >> Cholezystokinin (CCK) |
| >> Agouti related protein | >> Cocain- u. amphetamin-regulated transcript (CART) |
| >> Cannabinoide | >> Serotonin/Dopamin |
| >> Dynorphin | >> Glukagon-like-peptide (GLP-1) |
| >> Noradrenalin | >> Endocannabinoid-1-Rezeptor-Antagonisten |
| >> Glukokortikoide | >> Corticotropin-releasing hormone (GRH) |
| >> Galanin | >> Proopiomelanocortin (POMC)/α-MSH |

## Neurohumorale Regulation von Hunger und Sättigung und Neurotransmitter

Das Wechselspiel von Hunger und Sättigung ist offensichtlich für die Regulation des Körpergewichts von elementarer Bedeutung. Beide Regulationsgrößen sind von biologischen und psychosozialen Ereignissen beeinflusst. Wahrscheinlich ist gerade die Hunger-Sättigung-Regulation ein Beispiel par excellence für ein sog. biopsychosoziales Interaktionsmodell. Biologische Parameter im Gehirn, im Fettgewebe, im Intestinaltrakt und im Blut induzieren eine Wahrnehmung dafür, ob Hunger eintritt, gegessen oder das Essen beendet wird: Letztlich entscheiden jedoch übergeordnete zentralnervöse Strukturen über das Essverhalten.

Bei der Regulation von Hunger und Sättigung spielt nicht nur die Biologie eine bedeutende Rolle, sondern offensichtlich auch die Psychologie. Viele Menschen nehmen bewusst Einfluss auf Größe, Art und Häufigkeit ihrer Mahlzeiten und beenden den Essvorgang gewollt oder gönnen sich absichtlich bestimmte Nahrungsmittel. Indem Menschen bewusst bestimmte Essregeln einhalten, demonstrieren sie damit geradezu, dass sie nicht nur biologisch gesteuert sind.

Die Kenntnisse über die Regulation von Hunger, Appetit und Sättigung sind auch heutzutage noch gering und z.T. erheblich widersprüchlich. Das hängt vorwiegend damit zusammen, dass an dieser Regulation das Gehirn beteiligt ist, das sich außerordentlich schwer aufgrund seiner Lage und Komplexität erforschen lässt. Die meisten Untersuchungen wurden deshalb an Tieren ermittelt; sie sind nur teilweise am Menschen evaluiert. Nicht nur pharmakologische, sondern erst recht operative oder elektrophysiologische Experimente lassen sich nicht oder nur mit Einschränkung am Menschen durchführen.

Trotz erschwerter Untersuchungsbedingungen im Regelkreis Hunger-Sättigung gab es in den letzten Jahren viele neue Erkenntnisse. Mit modernen bildgebenden Verfahren (z.B. PET) kann man bei Hunger und Sättigung aktivierte Hirnareale darstellen. Schließlich ist das Gehirn ein Kontrollzentrum, in dem von der Peripherie kommende nervale und humorale Informationen aufgenommen, gespeichert und z.T. wieder an die Peripherie abgegeben werden, was letztlich in ein verändertes Essverhalten mündet (Abb. 3).

Wie Hirnareale nervale und chemische Signale verarbeiten und die Energieaufnahme aktuell regeln, ist weitgehend unbekannt. Über den zeitlichen Ablauf des Informationsflusses gibt es jedoch schon brauchbare Vorstellungen. Beim ersten Kontakt mit der Nahrung erfolgt ein sensorischer Input durch den Anblick der Speise (optischer Reiz), durch deren Geruch (olfaktorischer Reiz) und durch deren Geschmack (gustatorischer Reiz). Für alle diese sensorischen Wahrnehmungen verfügt der Körper über differenzierte Sensoren im Kopfbereich.

Durch die Aufnahme der Speisen in den Magen-Darm-Trakt kommt es durch die Volumenzunahme zu einer Dehnung dieser Organe, was nervale Reize (über den N. vagus) und chemische Reize (Produktion oder Hemmung von Hormonen) zur Folge hat. Mit Beginn der Nährstoffresorption gelangen Metabolite (z.B. Glukose) über das Splanchnikusgebiet zunächst in die Leber, danach in andere Organe.

Im Hypothalamus befinden sich eine Reihe biochemischer Substanzen sowie deren Rezeptoren, die eine Rolle als Neu-

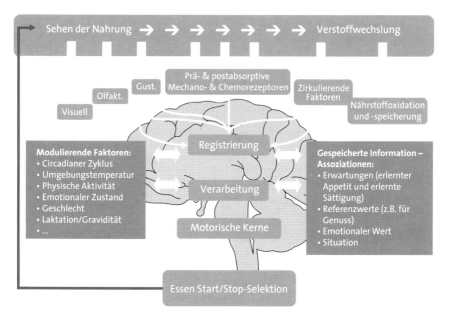

**Abb. 3:** Informationsfluss bei der zentralen Steuerung der Nahrungsaufnahme. Der obere Teil der Abbildung zeigt den zeitlichen Ablauf des Essens [13].

rotransmitter oder Neurohormone ausüben. Es handelt sich um Neurotransmit-
ter wie Noradrenalin und Serotonin (5-
Hydroxy-Tryptamin), aber auch solche,
die aus dem Gastrointestinaltrakt (z.B.
Ghrelin, Cholezystokinin) und dem Fettgewebe (z.B. Leptin) kommen. Die Liste
bekannter hemmender und stimulierender
Substanzen der Nahrungsaufnahme ist in
den letzten Jahren erheblich gewachsen
(Tab. 1).

Wenngleich Hunger und Sättigung
nicht allein von diesen neurochemischen
Substanzen abhängen, tragen sie neben
dem sensorischen und metabolischen System erheblich zur Regulation des Appetits
sowie der quantitativen und qualitativen
Nahrungsaufnahme bei.

## Alimentäre Adipositas

Die übliche Vorstellung von der Genese
der Adipositas ist auf die ernährungsbe-
dingte Adipositas gerichtet. Viele Menschen glauben, beobachtet zu haben, dass
Adipöse eine erhöhte Quantität an Nahrungsmitteln oder solche mit hohem Energiegehalt zu sich nehmen. Für das Kol-
lektiv der Übergewichtigen trifft das global
zu, im Einzelfall jedoch häufig nicht. Ob
Adipöse bestimmte Nahrungsmittel im
Vergleich zu Normalgewichtigen bevorzu-
gen, ist hingegen nach wie vor Gegenstand
wissenschaftlicher Untersuchungen. Die
Schwierigkeit der Beurteilung der Nahrungsaufnahme liegt in der Methodik der
Erhebung. Auch ohne wissenschaftlich
fundierte Kenntnisse kann man sich gut

vorstellen, dass vor allem die quantitative Erfassung der Nahrungsaufnahme keine einfache Prozedur ist.

Die Nahrungsaufnahme ist ziemlich identisch mit der verwerteten Nahrungsmenge, da nur ca. 4 % der aufgenommenen Nahrungsenergie über den Stuhl ausgeschieden werden. Dieser Prozentsatz unterliegt keinen großen individuellen Schwankungen. Er ist weit niedriger als viele Menschen annehmen und entzieht der Diskussion über „bessere Verdauung" oder „bessere Nahrungsverwertung" weitgehend den wissenschaftlichen Boden.

>> Für eine alimentäre Adipositas gibt es zwei Gründe: Die Betroffenen essen entweder das Falsche oder sie essen zu viel!

Nicht nur Erwachsene, auch Kinder unterschätzten die Nahrungsaufnahme, je jünger desto ausgeprägter [6]. Erwachsene und Kinder unter 8 Jahren geben im Mittel 40 % zu wenig Nahrungsmengen an. Es bestehen daher grundsätzliche Zweifel an den Angaben, insbesondere zur Essmenge in einem Ernährungsprotokoll.

## Determinanten der Nahrungsaufnahme

Die neuronalen, endokrinen, metabolischen und psychosozialen Faktoren der Nahrungsaufnahme kommen beim Essen gemeinsam und ziemlich simultan zum Tragen und bestimmen letztlich, was und wie viel gegessen wird. Es macht daher Sinn, das Essen und den Essvorgang experimentell hinsichtlich einzelner Komponenten zu untersuchen (Tab. 2).

## Die Bedeutung der Makronährstoffe und der Portionsgrößen

Die Geschmackspräferenz ist abhängig vom Alter und bei Kindern anders belegt als bei Erwachsenen oder älteren Personen. Kleinkinder z.B. mögen keine bitteren Speisen, sie mögen vorwiegend Süßes; im Lauf des Lebens ändert sich dies. Die Geschmackspräferenz für Süßes erklärt auch die Vorliebe von Kindern und Jugendlichen für Softdrinks und Schokolade. Die Schmackhaftigkeit eines Lebensmittels muss jedoch nicht zwangsläufig zum Überkonsum an Nahrung führen.

>> Süßes und Fettes erhöht die Schmackhaftigkeit und damit die Nahrungsaufnahme; am beliebtesten ist die Kombination aus beidem.

Tab. 2: Faktoren, die die Nahrungsaufnahme bei adipösen Personen beeinflussen.

>> **Nahrungsbestandteile**
Zusammensetzung der Nahrung
Schmackhaftigkeit
Geschmack, Aroma
Darreichungsform
Variabilität

>> **Personenbezogene Faktoren**
Alter
Geschlecht
Persönlichkeitsstruktur
Krankheiten
Aktivitätsgrad

>> **Umwelt und soziale Faktoren**
Soziale Schicht
Religion
Ethnische Zugehörigkeit
Stimmung/Stress

**Fett** in der Nahrung fördert die Gewichtszunahme, Adipöse essen mehr Fett als Normalgewichtige. Folgende Fragen drängen sich auf:

Wird mehr Fett nicht nur aus Gründen der Schmackhaftigkeit, sondern auch wegen mangelnder Sättigung gegessen?

Verhalten sich Adipöse anders als Normalgewichtige?

Insbesondere die Arbeitsgruppen von *Blundell* und *Rolls* haben sich mit diesem Thema in vielen Untersuchungen auseinandergesetzt. Bei einem Preload-Versuch (Vormahlzeit) erhielten 18 Männer jeweils ein kohlenhydrat- oder eiweißreiches Frühstück mit gleichem Energiegehalt (472 kcal) ohne oder mit Fettzusatz (45 g). Viereinhalb Stunden später wurde ein Mittagessen ad libitum gereicht; für den Rest des Tages wurde die Nahrungsaufnahme mit Ernährungsprotokollen erfasst [8]. Es zeigte sich, dass die Zugabe von Fett zum Frühstück die Nahrungsaufnahme nicht energieadäquat reduzierte; die fettreichen Frühstücksformen führten zu einer insgesamt höheren Energieaufnahme im Sinne einer Überkompensation. Da die verschiedenen Frühstücksformen trotz unterschiedlichem Fettgehalt einen ähnlichen Einfluss auf den nachfolgenden Hunger hatten, gingen die Autoren von einer passiven fettbedingten Überkompensation aus [8]. Der beschriebene Effekt ist nur durch eine mangelnde Sättigung von fettreichen Speisen zu erklären; der Geschmack spielt bei der Preload-Technik keine Rolle.

Bei Adipösen ist die Überkompensation deutlicher ausgeprägt als bei Normalgewichtigen. Adipöse sind relativ insensitiv gegenüber dem sättigenden Effekt von Fett; das trifft für Frauen und Männer gleichermaßen zu [25].

**Fette Speisen verleiten zu hoher Energieaufnahme durch**
- Schmackhaftigkeit
- hohe Energiedichte
- geringes Volumen
- geringe Sättigung
- „passive overconsumption".

**Kohlenhydrate:** Im Tierversuch kann eine Adipositas sowohl durch eine fettreiche als auch durch eine kohlenhydratreiche Ernährung induziert werden. Am besten gelingt dies durch eine Kombination von beidem, der „cafeteria diet", die einen Querschnitt von „supermarket food" darstellt. Möglicherweise ist die Situation beim Menschen ähnlich.

Mit der Frage, wie Kohlenhydrate Hunger, Sättigung und Nahrungsaufnahme beeinflussen, hat sich besonders die Arbeitsgruppe von Blundell befasst. 18 Männer nahmen vier verschiedene Mittagessen zu sich, die viel (947 kcal) und wenig (535 kcal) Energie enthielten [10]. War das Mittagessen kohlenhydratreich/fettarm, wurde in der nachfolgenden Zeit weniger Energie aufgenommen. Dieser Effekt konnte sowohl nach einem energiereichen als auch nach einem energiearmen Mittagsmahl beobachtet werden.

Zwischen komplexen Kohlenhydraten und Zucker ist jedoch hinsichtlich der Nahrungsaufnahme ein großer Unterschied. Kaum untersucht sind zuckerhaltige Speisen wie Süßspeisen, Speiseeis, Kuchen, Kekse usw. Relativ gute Daten gibt es inzwischen jedoch zu zuckerhaltigen Getränken, zu Softdrinks und Säften. Bei Kindern erhöhte sich in einer 19-monatigen Beobachtung der BMI um 0,24 kg/m$^2$ mit jedem Softdrink pro Tag [14]. Kinder, die Wasser tranken, hatten ein niedrigeres

Gewicht. In den USA hat sich der Konsum von Softdrinks in den letzten 50 Jahren verfünffacht; bei uns ist die Entwicklung möglicherweise ähnlich. Da inzwischen der Anteil des konsumierten Zuckers in Getränken den Hauptanteil hat, sind Getränke für die Gewichtsentwicklung sehr wichtig. Zucker in Getränken wird offensichtlich durch eine nachfolgende Nahrungsaufnahme weniger kompensiert als Zucker in festen Speisen [14].

**》** Bezüglich der Sättigung gibt es eine Hierarchie (in absteigender Reihenfolge): Eiweiß – Kohlenhydrate – Fett.

**Süßstoffe** werden von Patienten verwendet und/oder von Ärzten empfohlen, um Zucker geschmacklich – ohne deren Energiegehalt – zu imitieren. Wenn bekannt ist, dass viele Menschen süße Speisen gern essen und Süßes die Schmackhaftigkeit steigert, kann vermutet werden, dass Süßstoffe wie Saccharin, Cyclamat, Aspartam oder Acesulfam-K die Nahrungsaufnahme stimulieren. Bei Ratten scheint dies auch der Fall zu sein. Eine Diskussion kam allerdings 1986 auf, als die Arbeitsgruppe von *Blundell* und *Hill* über vermehrten Hunger nach Aspartam berichtete; in den meisten nachfolgenden Studien wurde dies nicht bestätigt. Der Gebrauch von Süßstoffen führt auch nicht zur Adipositas [23]. Süßstoffe können daher zur Gewichtsabnahme empfohlen werden [11].

**Essmengen – Portionsgrößen:** Viele Menschen wählen die Makronährstoffe in ihrer Ernährung korrekt – und werden dennoch übergewichtig. Die Laien- und Fachliteratur ist voll von „Was soll ich essen?", aber wenig ist zu lesen über „Wie reduziere ich meine Portionsgrößen?".

Sicher ist, dass die Portionsgrößen beim Einkauf in den letzten Jahren zugenommen haben. Aus den USA liegen Beobachtungen über 20 Jahre vor, wonach vor allem die Packungsgrößen für Softdrinks und Fruchtsäfte etwa um die Hälfte zunahmen [18]. Auch bei uns muss man feststellen, dass 1,5- und 2-Liter-Packungen früher nicht oder kaum angeboten wurden. Auch die Packungs- und Portionsgrößen für Snacks, Pommes frites, Hamburger und Cheeseburger nahmen zu. Ob sich auch die Portionsgrößen für Speisen in Restaurants und Kantinen in den letzten Jahren in Deutschland verändert haben, ist nicht verlässlich untersucht worden.

Wenn die Packungs- und Portionsgrößen zugenommen haben, ist noch nicht gesichert, dass der Betroffene auch größere Mengen konsumiert. Hierzu gibt es ein interessantes Experiment, durchgeführt mit 51 weiblichen und männlichen Studenten an der Universität in Pennsylvania [24]. Ihnen wurde über vier Wochen an einem Tag in der Woche zu Mittag Makkaroni und Käse in vier verschiedenen Portionsgrößen mit 500, 625, 750 und 1000 g ad libitum vorgesetzt. Hunger und Sättigung sowie Essverhalten wurden mit zwei Befragungsinstrumenten („eating inventory" und „eating attitude-40") erhoben. Je größer die Portionen waren, desto mehr aßen die Probanden davon; verglich man die größte mit der kleinsten Portion betrug der Unterschied 30 %. Keinen Einfluss auf die konsumierte Energie hatten der BMI, Parameter des Essverhaltens wie gezügeltes Essverhalten oder Enthemmung, auch nicht Hunger und Sättigung und auch nicht die Tatsache, ob das Essen serviert wurde oder die Probanden das Essen selbst holten. Frauen aßen zwar weniger, die Zunahme der Portionsgrößen bewirkte jedoch bei ihnen eine ähnliche Zunahme der Essmenge wie bei Männern. Die Autoren schlossen aus den Untersuchungen, dass die Portionsgrößen robust die Essmenge determinieren; wer viel auf dem Teller hat, isst auch viel (Abb. 4).

**Häufigkeit von Mahlzeiten – Essfrequenz:** Wer häufig isst, ist auch dicker? Die Frage lässt sich auch heute noch nicht schlüssig beantworten, wenngleich sich die Deutsche Gesellschaft für Ernährung e.V. (DGE) dazu äußert und Zwischenmahlzeiten empfiehlt. Die meisten Untersuchungen, auch Metaanalysen, fanden keinen Zusammenhang zwischen der Häufigkeit der Mahlzeiten und der konsumierten Nahrungsenergie und dem BMI. In einer aufwändigen Studie an 330 Männern im Alter von 45–64 Jahren hatten Personen mit höherer Mahlzeitenfrequenz eine höhere Kohlenhydrataufnahme (258 vs. 189 g/d [26]). In die Untersuchung waren relativ wenig Adipöse eingeschlossen; Adipöse lassen oft Mahlzeiten ausfallen.

**Fastfood:** In der CARDIA-Study nahm in der 15-jährigen Beobachtung der Fastfoodkonsum zu; je häufiger Fastfood gegessen wurde, desto deutlicher war die Gewichtszunahme [19]. Wer schon zu Beginn der Untersuchung öfter als zweimal pro Woche Fastfood aß und in der Beobachtungszeit auf eine dritte Fastfoodmahlzeit überging, nahm durchschnittlich 16 kg an Gewicht zu. Häufig Fastfood verzehrten vorwiegend jüngere Personen; sie hatten

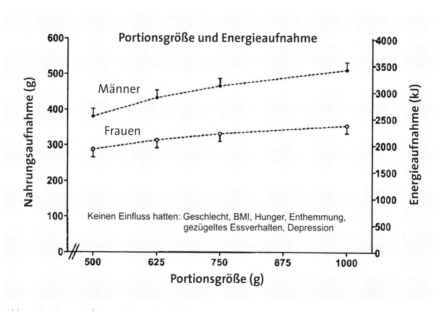

Abb. 4: Portionsgrößen und Energieaufnahme. Männern und Frauen wurden Makkaroni und Käse in vier verschiedenen Portionsgrößen zum Essen angeboten. Je größer die Portion war, desto mehr wurde davon gegessen [24].

eine hohe Energieaufnahme mit viel Fett und raffinierten Zuckern sowie Softdrinks und wenig Ballaststoffen.

> )) Fastfood zeichnet sich aus durch große Portionen, Schmackhaftigkeit, hohe Energiedichte und hohen glykämischen Index.

**Bedeutung der Kohlenhydrat-Fett-Relation:** Viele Untersuchungen in den letzten Jahren zeigen, dass das Körpergewicht mit der Nahrungsrelation von Kohlenhydraten zu Fett zusammenhängt: je höher der Quotient, desto niedriger der BMI. Bei 200.000 übergewichtigen Männern und Frauen war der BMI mit dem Fettgehalt der Kost positiv und dem Kohlenhydratgehalt negativ korreliert [21].

Erhöht man in der Kost den Fettanteil von 20 auf 50 Energieprozent bzw. die Relation von Fett zu Kohlenhydraten von 0,15 auf 0,8, führt das nicht zu einer adäquaten Stimulation der Fettoxidation, sondern zu einer Suppression der Kohlenhydratoxidation, einer Verminderung des Gesamtenergieverbrauchs und zu einer bevorzugten Depotfettbildung [2]. Dieses Verhalten ist bei Personen nach einer Gewichtsabnahme besonders deutlich ausgeprägt, aber auch bei Normalgewichtigen feststellbar.

Man kann aus dem Gesagten nicht ableiten, dass das Hauptproblem der alimentären Adipositas in einem ungünstigen Nährstoffverhältnis von Kohlenhydraten zu Fett zu sehen ist. Eine Kost mit viel Fett und wenig komplexen Kohlenhydraten ist energiedicht und sättigt aufgrund der geringen Nahrungsmenge unzureichend.

## Psychooziale Aspekte der Energieaufnahme

Die Auswahl von Nahrungsmitteln und Speisen und deren mengenmäßiger Verzehr unterliegt nicht nur physikochemischen Regulationsmechanismen, sondern – und vielleicht noch mehr – Faktoren, die mit der jeweiligen Kultur und der Persönlichkeit des Betroffenen zusammenhängen.

### Soziokulturelle Faktoren

Betrachtet man das Körpergewicht transkulturell, wird die Bedeutung der Kultur und der Lebensumstände für die Adipositas evident: Japaner wiegen z.B. weniger als US-Japaner. In Samoa ist Dicksein ein Schönheitsideal; 76 % der dortigen Bevölkerung erreichen dieses „Ziel". In Industriegesellschaften hängt das Körpergewicht eng mit der sozialen Schicht zusammen. Der Stellenwert von Nahrungsmitteln, Kochen und Essen hat sich nicht zuletzt in den letzten Jahrzehnten deutlich gewandelt.

Jedes Land hat eine eigene *Esskultur*. Es liegen Welten zwischen einem Mittagsmahl in nord- und osteuropäischen Ländern und dem in Mittelmeerländern. Was und wie viel gegessen wird, hängt nicht nur von der Verfügbarkeit von Nahrungsmitteln, sondern vom Zweck und Ziel des Essens ab. Deutlich geändert hat sich bei uns die *Funktion der Nahrungsaufnahme*. Während Essen früher vorwiegend den Zweck verfolgte, die Körperarbeit und damit das Überleben zu sichern, sind heutzutage ganz andere Aspekte in den Vordergrund getreten: Geschmack, Zeitaufwand, Kosten, Prestige usw. Umfragen zeigen, dass die Bundesbürger ihr Essen vorwiegend nach dem Geschmack und den Kosten, jedoch weniger nach Inhaltsstoffen beurteilen. Mit zunehmender Verstädterung und abnehmender Kenntnis von landwirtschaftlichen Produkten fehlt der direkte Bezug zum Lebensmittel. Wer lila Kühe für real hält, wird über den Fettgehalt ihrer Milch wohl kaum nachgedacht haben. Hinzu kommt die Änderung der *Tischgemeinschaft*. Ein regelrechtes Frühstück nimmt nur noch jeder vierte Schüler in Deutschland zu sich. Ein gemeinsames Essen in der Familie ist inzwischen eher die Ausnahme als die Regel.

Auch die Einstellung Adipösen gegenüber unterliegt kulturellen und zeitlichen Einflüssen. Bereits Kinder haben *Vorurteile* und diskriminieren. Mit Dicksein assoziieren sie Unsauberkeit, Faulheit, Dummheit und Nachlässigkeit – nur negative Eigenschaften. In der Schule werden adipöse Jugendliche von Lehrern benachteiligt, sie haben schlechtere Zeugnisse und erhalten später eine minderwertigere Ausbildung. Aufgrund dessen verdienen sie später im Berufsleben weniger, auch die Partnerwahl gestaltet sich schwieriger. Sie werden mit Adjektiven wie willensschwach, wenig intelligent und inaktiv belegt. Aus dieser Einstellung mag das mangelnde Interesse vieler Ärzte an der Adipositas resultieren.

**» Adipöse werden häufig diskriminiert und sozial benachteiligt.**

Besonders Frauen der gehobenen Mittel- und Oberschicht sehen sich wegen des vorherrschenden Schönheitsideals einem großen sozialen Druck ausgesetzt. Die dadurch veränderte *Einstellung zum Körper* determiniert ebenfalls das Gewicht. Bei einer Befragung von Jugendlichen stellte

man fest, dass sich 43 % der normalgewichtigen (!) Mädchen für übergewichtig hielten und bereits versucht hatten, Gewicht abzunehmen. Hieraus können Essstörungen mit Fortsetzung bis ins Erwachsenenalter resultieren.

Äußerungen wie „Ärger schlägt auf den Magen" und „die Liebe geht durch den Magen" versinnbildlichen den Einfluss von *Stress* in negativer wie in positiver Hinsicht auf das Essverhalten. Konflikte, Arbeit, Prüfungen und Lärm, aber auch Einsamkeit, Langeweile und Trauer wirken auf das Essverhalten.

### Persönlichkeitsstörungen und Essstörungen

Haben Adipöse spezifische *Persönlichkeitsmerkmale*? Experten finden bei Adipösen – im Unterschied zu Laien – keine spezifischen Persönlichkeitszüge. Sie sind – wenn keine Essstörung besteht – in ihrer Persönlichkeitsstruktur grundsätzlich von Normalgewichtigen nicht zu unterscheiden. Die bei Adipösen gehäuft vorkommenden Persönlichkeitszüge wie Depressivität und sozialer Rückzug sind oft nicht Ursache, sondern Folge der Adipositas; sie verschwinden in der Regel bei Gewichtsabnahme.

Ein *gezügeltes Essverhalten* („restrained eating") ist auffällig, wird bisher jedoch nicht als Krankheit eingestuft. Viele Adipöse halten ihr Gewicht, indem sie sich beim Essen ständig kontrollieren. Das Essverhalten kann ferner einer *rigiden oder flexiblen Kontrolle* unterliegen. Rigid verhalten sich „Kalorienzähler" und solche, die sich vornehmen, „nie wieder im Leben Schokolade zu essen". Personen mit einer flexiblen Kontrolle hingegen gehen weniger rigoros mit ihren Essgewohnheiten um und modifizieren ihre Nahrungsaufnahme. Kleine „Diätfehler" gleichen sie problemlos an Folgetagen wieder aus.

*Essanfälle* („binge eating disorder") haben regelrechten Krankheitscharakter (Tab. 3): Die Patienten essen gewöhnlich allein, meist wahllos und über die Sättigung hinaus, bis sich ein Unwohlsein durch Erschöpfung der Magenkapazität einstellt. Begleitet wird die Essattacke von Scham, Angst, Selbstverachtung und Schuldgefühlen; die Patienten sind sich dieser Vorgänge bewusst. Begleitet werden solche Anfälle häufig von Erbrechen. In der Allgemeinbevölkerung leidet ca. 1 % an Essanfällen, in Adipositassprechstunden wird die Quote mit 10–50 % angegeben. Eine Bulimie führt wegen des Erbrechens selten zur Adipositas.

Tab. 3: **Kriterien zur Diagnose von Binge Eating.**

**A.** Wiederholte Episoden von „Fressanfällen"

   (1) Essen einer großen Nahrungsmenge in relativ kurzer Zeit

   (2) Gefühl des Kontrollverlustes über das Essen (nicht aufhören können; nicht kontrollieren können, was und wie viel man isst)

**B.** Die Episoden von „Fressanfällen" treten mit mindestens drei der folgenden Symptome auf:

   (1) wesentlich schneller essen als normal

   (2) essen bis zu einem unangenehmen Völlegefühl

   (3) essen großer Nahrungsmengen, auch wenn man sich nicht hungrig fühlt

   (4) alleine essen, damit andere die Essmenge nicht wahrnehmen

   (5) Ekelgefühle gegenüber sich selbst, Schuldgefühle nach übermäßigem Essen

**C.** Leidensdruck wegen der „Fressanfälle"

**D.** Die „Fressanfälle" treten im Durchschnitt an mindestens zwei Tagen in der Woche über sechs Monate auf.

**E.** Die „Fressanfälle" gehen nicht mit kompensatorischen Verhaltensweisen einher (z.B. Fasten, exzessive körperliche Betätigung, Erbrechen).

## Verminderter Energieverbrauch

Zur Genese der Adipositas trägt ein geringer Energieverbrauch ebenso bei wie eine erhöhte Energieaufnahme. Die zunehmende Prävalenz der Adipositas in den letzten Jahren geht wahrscheinlich vorwiegend zu Lasten abnehmender körperlicher Aktivität.

Der Energieverbrauch des Menschen setzt sich aus drei Komponenten zusammen: dem Grundumsatz, der Thermogenese und der körperlichen Aktivität. Was das Körpergewicht betrifft, so haben alle drei Komponenten einen Einfluss auf die Gewichtsentwicklung. Mit modernen Methoden ist es heute möglich, verlässliche Auskunft über den Energieverbrauch zu erhalten [17].

### Grundumsatz

Der Anteil des Grundumsatzes am Gesamtenergieverbrauch beträgt beim Erwachsenen 55–70 %. Er wird im Wesentlichen vom Alter, Geschlecht, der fettfreien Körpermasse (Muskelmasse) und genetischen Voraussetzungen bestimmt. Der Grundumsatz ist zudem genetisch determiniert, was überzeugend von *Ravussin* und Mitarbeitern an 130 Pimaindianern untersucht wurde [4]. Die Variation zwischen den 54 Familien war so erheblich, wie das bis zu diesem Zeitpunkt niemand für möglich gehalten hatte. Es gibt offensichtlich Familien, die erheblich vom Mittelwert nach oben und unten abweichen. Im Vergleich zum Unterschied zwischen den Familien ist der Unterschied innerhalb einer Familie gering. Diese Ergebnisse verdeutlichen, dass man den individuellen Grundumsatz bzw. Gesamtenergieverbrauch nicht aus einer Formel oder Tabelle entnehmen kann, wie das häufig geschieht (Abb. 5).

In einer gut kontrollierten Untersuchung konnten *Ravussin* et al. [22] zeigen, dass eine Gewichtszunahme von 10 kg innerhalb von vier Jahren bei Probanden mit einem niedrigen Grundumsatz achtmal häufiger vorkam als bei solchen mit einem hohen. Die Messung des Grundumsatzes ist daher ein wichtiges Instrument bei der Beratung und Betreuung von Adipösen.

» Der Ruheenergieverbrauch ist vorwiegend genetisch über die Muskelmasse determiniert.

## Thermogenese

Darunter versteht man den Verbrauch an Energie durch wärmeproduzierende Stimuli wie Nahrungsaufnahme, Kälte- oder Hitzeexposition, Muskelarbeit, psychische Stimuli, Hormone und Medikamente. Der Anteil der Thermogenese am Energieverbrauch beträgt ca. 10 %; er ist unwesentlich modifizierbar.

## Körperliche Aktivität

Während Grundumsatz und Thermogenese nur wenig beeinflussbar sind, sind bei der körperlichen Aktivität naturgemäß große Variationen möglich. Man unterscheidet eine spontane und eine fakultative Aktivität, letztere lässt sich beeinflussen. In einer großen europäischen Multicenterstu-

Abb. 5: Ruheenergieverbrauch (REE) bei 130 Pimaindianern aus 54 Familien. Der REE in einer Familie ist durch jeweils einen vertikalen Balken dargestellt. Die Variation zwischen den Familien ist erheblich und wesentlich größer als die Variation innerhalb der Familien [4].

die mit 15.239 Teilnehmern konnte überzeugend nachgewiesen werden, dass sowohl körperliche Inaktivität (Sitzen) als auch geringe Aktivität das Adipositasrisiko deutlich erhöhen [15] (Abb. 6).

## Krankheiten mit Adipositas

Bei jedem Patienten mit Adipositas muss man sich die Frage stellen, ob die Adipositas nicht sekundär, d.h. durch eine andere Krankheit, Medikamente oder sonstige Umstände verursacht ist. Durch eine körperliche Untersuchung lassen sich genetische Syndrome weitgehend ausschließen. Bei Verdacht auf bestimmte Krankheiten

sind jedoch auch technische Untersuchungen notwendig.

**Hypothyreose:** Eine Hypothyreose besteht bei Adipositas in ca. 5 % der Fälle. Wegen der einfachen Diagnostik und des guten Therapieerfolges sollte diese Krankheit immer ausgeschlossen werden. Dazu genügt die Bestimmung des basalen TSH im Plasma. Bei Veränderungen im Hypophysen-Hypothalamus-Bereich sind differenzierte Untersuchungen notwendig. Bei einer Hypothyreose ist der Grundumsatz reduziert.

Ein **Morbus Cushing** muss nur bei klinischem Verdacht abgeklärt werden (Häu-

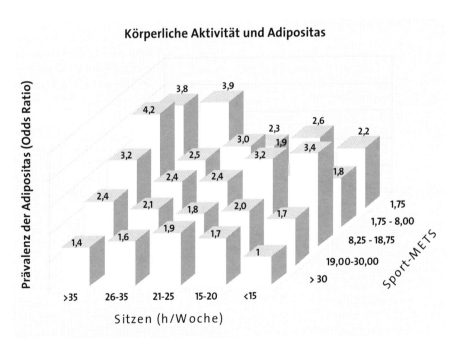

Abb. 6: Entwicklung einer Adipositas bei körperlich Inaktiven und Aktiven in 15 europäischen Ländern. Wer viel sitzt und sich wenig bewegt, hat ein um das Vierfache erhöhtes Risiko, adipös zu werden (15.239 Männer und Frauen > 15 Jahre; MET = metabolic equivalent) (modifiziert nach [15]).

figkeit < 1 %). Striae rubrae und stammbetonte Fettverteilung sind allerdings kaum pathognomonisch für diese Erkrankung und kommen bei Adipösen häufig auch ohne erhöhte Kortisolspiegel vor. Durchzuführen ist der Dexamethasonhemmtest.

**Syndromale Adipositas:** Patienten mit *Prader-Willi*-Syndrom weisen einen monogenetischen Defekt auf. Sie fallen häufig wegen Verhaltensproblemen mit Schwierigkeiten in ihrer sozialen Umgebung und Unterbegabung auf. Nicht selten nehmen sie oft große Nahrungsmengen unterschiedlichster Art (z.B. Tierfutter) zu sich. Aufgrund der geringen Muskelmasse ist der Grundumsatz reduziert, 20 % entwickeln einen Diabetes mellitus Typ 2, ein obstruktives Schlaf-Apnoe-Syndrom besteht häufig. Die Therapie ist schwierig und sollte multidisziplinär erfolgen. Beim *Bardet-Biedl*-Syndrom sind die Essstörung und die Adipositas meist weniger ausgeprägt als beim *Prader-Willi*-Syndrom. Weitere syndromale Formen der Adipositas sind beschrieben [28].

## Pharmaka mit adipogener Wirkung

**Antidepressiva:** Vorwiegend trizyklische und heterozyklische Antidepressiva führen durch Stimulation von Hunger und Appetit zur Gewichtszunahme. Pharmaka mit zusätzlicher anticholinerger Wirkung bewirken eine Mundtrockenheit und induzieren so eine vermehrte Flüssigkeitsaufnahme, was in der Regel auch eine erhöhte Energieaufnahme bedeutet. Fluoxetin induziert keine Zunahme, sondern eine leich-

te Abnahme des Gewichts durch Appetithemmung.

**Neuroleptika/Antidepressiva:** Durch die Blockierung von Dopaminrezeptoren und Beeinflussung weiterer Rezeptoren kann es zur Gewichtszunahme von drei bis vier Kilogramm innerhalb eines Vierteljahres kommen. Ist der zu behandelnde Patient adipös, sollte man an den Einsatz eines Neuroleptikums mit geringer adipogener Wirkung denken (z.B. Haloperidol).

**Insulin:** Seit langem ist bekannt, dass Insulin über verschiedene Mechanismen das Körpergewicht erhöht In der UKPS-Studie haben die Insulinbehandelten innerhalb von zehn Jahren 6,5 kg zugenommen.

**Glitazone:** Die sog. Insulinsensitizer mit Wirkung an Zellrezeptoren erhöhen das Körpergewicht. Gleichzeitig erfolgt eine Fettumverteilung (viszerales subkutanes Fett).

**Kortisol:** Exogen oder endogen erhöhte Kortisolkonzentrationen erhöhen das Körpergewicht, typischerweise in Form einer abdominalen Adipositas mit rundlichem Gesicht, Striae rubrae, Muskelschwäche und Osteoporose. Kortisol stimuliert vorwiegend die Fettneubildung, indem es direkt über verschiedene Mechanismen die Triglyzeridsynthese stimuliert und indirekt vermehrt Glukose zur Fettneubildung bereitstellt.

**Östrogene/Kontrazeptiva:** Nach bisherigen Studien erhöhen Östrogene im Rahmen einer Hormonersatztherapie das Körpergewicht nicht. Östrogene in Kontrazeptiva hingegen begünstigen durch eine

Hemmung der Fettoxidation die Körperfettvermehrung.

**Betablocker** führen zu einer leichten Gewichtszunahme. Sie senken den Sympathikotonus und damit den Energieverbrauch und hemmen die Lipolyse sowie die Fettoxidation.

## Fazit

» Die Vererbung der Anlage „Adipositas" hat einen Anteil von etwa 50 % an der phänotypischen Ausprägung; individuell gibt es große Unterschiede.

» Insbesondere die Veranlagung zur Akkumulation von intraabdominalem Fett ist genetisch determiniert.

» Die Adipositas ist eine polygenetische Erkrankung, allerdings kann auch die Variation eines einzelnen Gens zur Adipositas führen (selten).

» Ein niedriger Ruheenergieumsatz führt langfristig zur Gewichtszunahme. Es handelt sich um ein genetisches Phänomen.

» Die Adipositas kann sich auch in Form eines genetischen Syndroms manifestieren; diese Syndrome sollte man kennen.

» An der Regulation von Hunger und Sättigung im Hypothalamus sind verschiedene neurohumorale Substanzen beteiligt.

» Der Sättigungseffekt von Makronährstoffen ist wie folgt: Eiweiß > Kohlenhydrate > Fett.

» Energiedichte Lebensmittel (Fett, Zucker oder beides) führen aufgrund einer hohen Schmackhaftigkeit und oft geringen Sättigung zur Gewichtszunahme.

» Essen hat nicht nur eine biologische, sondern auch eine psychosoziale Funktion. Es wird daher auch von Persönlichkeitsstrukturen, sozialen Gegebenheiten und kulturellen Einflüssen beeinflusst.

» Adipöse werden häufig mit Vorurteilen belastet und diskriminiert.

» Adipöse weisen manchmal – nicht häufig – bestimmte nachteilige Persönlichkeitszüge auf. Diese sind meist nicht Ursache, sondern Folge der Adipositas.

» Essstörungen müssen immer eruiert werden. 10–50 % der Adipösen leiden an Essanfällen („binge eating disorder"). Eine Bulimie führt wegen des Erbrechens selten zur Adipositas.

» Viele Adipöse kontrollieren („zügeln") ihr Essen. Dies ist nicht krankhaft und prognostisch eher günstig einzustufen.

» Unser Lebensstil mit Bewegungsmangel und geringer beruflicher Muskelarbeit erklärt vor allem die zunehmende Adipositashäufigkeit in den letzten Jahrzehnten.

» Adipöse bewegen sich oft weniger als Normalgewichtige.

» Die Adipositas kann durch andere Krankheiten verursacht sein.

» Auch Medikamente können zur Gewichtszunahme führen: Antidepressiva, Kortison, Insulin, Antikonzeptiva u.a.

### Literatur

1. **Arch RJS.** Lessons in obesity from transgenetic animals. J. Endocrinol. Invest. 2002; 25: 867–875.
2. **Astrup A, Buemann B, Christensen N, Toubro S.** Failure to increase lipid oxidation in response to increasing dietary fat in formely obese women. Am J Physiol 1994; 266: E592–E599.
3. **Blundell JE, Finlayson G, Halford J.** Biology of obesity: eating behaviour. In: Kopelman PG,

Caterson ID, Dietz WH, eds. Clinical obesity in adults and children. Oxford: Blackwell, 2005: 137–148.

4. **Bogardus C, Lillioja S, Ravussin F, et al.** Familial dependence of the resting metabolic rate. N Engl J Med 1986; 315: 96–100.

5. **Bouchard C, Tremblay A, Després J-P, Nadeau A, Lupien P J, Thériault G, Dussault J, Moorjani S, Pinault S, Fournier G.** The response to long-term overfeeding in identical twins. N. Engl. J. Med. 1990; 322: 1477–1482.

6. **Caviezel R, Croci M, Tufano A, Mazzocchi M, Longari V, Greco M.** Role of nutrient intake in childhood obesity. In: Jeanrenaud BF, Papalia B, eds. Obesity: Basic Concepts and Clinical Aspects. Basel: Karger, 1992: 85–94.

7. **Cecil JE, Tavendale R, Watt P, Hetherington MM, Palmer CN.** An obesity-associated FTO gene variant and increased energy intake in children. N Engl J Med. 2008 Dec 11; 359(24): 2558–2566.

8. **Cotton JR, Burley VJ, Blundell JE.** Fat and satiety: effect of fat in combination with either protein or carbohydrate. In: Ditschuneit H, Gries FA, Hauner H, et al, eds. Obesity in Europe 1993. London: Libbey, 1994: 349–355.

9. **Farooqi IS, Jebb SA, Laugmack G, et al.** Effects of recombinant leptin therapy in a child with congenital leptin deficiency. N Engl J Med 1999; 341: 879–884.

10. **Green SM, Burley VJ, Blundell JE.** Comparison of the effect of sucrose and fat-containing food on the control of appetite. In: Ditschuneit H, Gries FA, Hauner H, et al, eds. Obesity in Europe 1993. London: Libbey, 1994: 357–362.

11. **Hauner, H.** Ernährungstherapie des Metabolischen Syndroms. In: Das Metabolische Syndrom, hrsg. Wirth V A, Hauner H. 2. Auflage, München, Springer, 2010; 194–209.

12. **Hinney A, Hebebrand J.** Genetische Ursachen der Adipositas. In: Wirth A, Engeli S, Hinney A, Reinehr T, Hrsg. Adipositas: Ätiologie, Folgekrankheiten, Diagnostik, Therapie. Berlin Heidelberg New York: Springer, 2008: 67–75.

13. **Langhans W.** Zentrale Regulation der Nahrungsaufnahme. Aktuel Ernähr Med 2002; 27: 381–388.

14. **Ludwig DS, Petersen KE, Gortmaker SL.** Relation between consumption of sugar-sweetened drinks and childhood obesity: a prospective observational study. Lancet 2001; 357: 505–508.

15. **Martinez-González MA, Martinez JA, Hu FB, Gibney MJ, Kearney J.** Physical inactivity, sedentary lifestyle and obesity in the European Union. Int J Obes 1999; 23: 1192–1201.

16. **Montague CT, Farooqi IS, Whitehead JP, et al.** Congenital leptin deficiency is associated with severe early onset obesity in humans. Nature 1997; 387: 903–908.

17. **Müller MJ, Bosy-Westphal A, Dilba B, Bader N, Korth O.** Energieverbrauch und Energiebedarf gesunder Menschen. Aktuel Ernaehr Med 2006; 31: 98–109.

18. **Nielsen SJ, Popkin BM.** Patterns and trends in food portion sizes, 1977–1998. JAMA 2003; 289: 450–453.

19. **Pereira MA, Kartashov AI, Ebbeling CB, et al.** Fast-food habits, weight gain, and insulin resistance (the CARDIA study): 15-year prospective analysis. Lancet 2005; 365: 36–42.

20. **Price RA, Cadoret RJ, Stunkard AJ, Troughton E.** Genetic contribution to human fatness: an adoption study. Am J Psychiatry 1987; 144: 1003–1008.

21. **Pudel V, Westenhöfer J.** Dietary and behavioural principles in the treatment of obesity. International Monitor on Eating Patterns and Weight Control 1992; 1:02.Jul.

22. **Ravussin E, Lillioya S, Knowler WC, et al.** Reduced rate of energy expenditure as a risk factor for body-weight gain. N Engl J Med 1988; 318: 467–472.

23. **Rolls BJ.** Effects of intense sweeteners on hunger, food intake, and body weight: a review. Am J Clin Nutr 1993; 58: 120–122.

24. **Rolls BJ, Morris EL, Roe LS.** Portion size of food affects energy intake in normal-weight and overweight men and women. Am J Clin Nutr 2002; 76: 1207–1213.

25. **Rolls BJ, Kim-Harris S, Fischman MW, Foltin RW, Moran TH, Stoner SA.** Satiety after preloads with different amounts of fat and carbohydrate: implications for obesity. Am J Clin Nutr 1994; 60: 476–487.

26. **Ruidavets B, Bongard V, Bataille V, Gourdy P, Ferrières J.** Eating frequency and body fatness in middle-aged men. Int. J. Obes. 2002; 26: 1476–1483.

27. **Stunkard AJ, Sörensen TIA, Hanis C, et al.** An adoption study of human obesity. N Engl J Med 1986; 314: 193–198.

28. **Wirth A, Engeli S, Hinney A, Reinehr T.** Adipositas: Ätiologie, Epidemiologie, Folgekrankheiten, Diagnostik, Therapie. Berlin Heidelberg New York: Springer, 2008: 422.

# 3 Fertilitätsstörungen bei übergewichtigen Frauen

TIM CORDES, KLAUS DIEDRICH, ASKAN SCHULTZE-MOSGAU

## Adipositas in der heutigen Zeit

Die Adipositas hat zum Teil dramatische Auswirkungen auf übergewichtige Frauen. Oft wird sie als selbstverschuldeter Zustand angesehen und in ihrer Bedeutung zunächst unterschätzt. Übergewicht und Adipositas beeinflussen jedoch im Wesentlichen alle Organsysteme und Funktionen, was zu einer Vielzahl medizinischer Probleme führen kann, ganz abgesehen von der psychosozialen und gesundheitsökonomischen Komponente.

Adipositas steht in engem Zusammenhang mit dem sozialen Wandel und dem modernen Lebensstil entwickelter Industrieländer. Überwiegend sitzende Tätigkeiten, Abnahme der körperlichen Aktivität sowie Zunahme von diätetischer Energiedichte und -zusammensetzung sind für unseren Alltag charakteristisch. Die Ursachen sind komplex und beinhalten kulturelle, psychosoziale und genetische Faktoren, die mit beiden Facetten der Energiebilanz (Energieaufnahme und -verbrauch) interagieren. Beispielsweise wissen wir, dass Adipositas mit einer klaren sozialen Benachteiligung einhergeht und dass die Prävalenz der Adipositas in ökonomisch schwächeren Schichten drei- bis fünffach höher ist als in höheren sozialen Schichten.

In Adoptionsstudien konnte ein stark negativer Zusammenhang zwischen der sozialen Klasse der Adoptiveltern und dem Body-Mass-Index (BMI) des Kindes gezeigt werden, während die Beziehung zwischen dem BMI der Adoptiveltern und dem des Kindes nicht signifikant war. Diese Ergebnisse lassen vermuten, dass die Lebensumstände innerhalb sozialer Klassen Einfluss auf die Expression von Genen haben, die mit der Adipositas assoziiert sind. Dieser Zusammenhang zeigt, dass die Adipositasentwicklung ein komplexer Vorgang ist und nicht als Folge einer Dysbalance zwischen Energieaufnahme und Verbrauch zu sehen ist.

Einflüsse wie körperliche Aktivität, Alkoholkonsum und Rauchen haben nicht nur eine direkte Auswirkung auf den Energiehaushalt des Körpers, sondern könnten zusätzlich die Expression adipositasfördernder Gene stimulieren. Die Inzidenz der Adipositas bei über 40-Jährigen in Deutschland ist mit ca. 25–30 % beziffert, in den USA ist sie noch deutlich ausgeprägter. Im fertilen Alter liegt die Rate der Adipositas in Deutschland (BMI > 30,0 kg/m$^2$) bei ca. 10 % der Frauen, übergewichtig sind etwa 30 % der Frauen. Insgesamt ist die Prävalenz von erhöhtem Körpergewicht bei erwachsenen Frauen mit etwa 35 % für Übergewicht und knapp 20 % für Adipositas beziffert. Daten anderer Länder zeigen eine noch deutlich höhere Prävalenz. So liegt z.B. in Australien die Rate auf der Grundlage der BMI-Klassifikation bei 60 % der erwachsenen Bevölkerung für Übergewicht und bei 21 % für Adipositas. Die Prävalenzen haben sich in den westlichen Industrieländern in den letzten 20 Jahren etwa verdoppelt.

Darüber hinaus stellt die Adipositas einen wichtigen Faktor für das Vorliegen einer Subfertilität dar. Diese äußert sich im gehäuften Auftreten anovulatorischer Zyklen mit einer Abnahme der Fekundabilität (Schwangerschaftswahrscheinlichkeit pro Zyklus), aber auch in einer Steigerung der Abortrate (Abnahme der Fekundität, Wahrscheinlichkeit einer erfolgreich ausgetragenen Schwangerschaft pro Zyklus) sowie einer zunehmenden Latenz bis zum Eintritt einer Schwangerschaft (time to pregnancy, TTP).

In diesem Zusammenhang ist auch das metabolische Syndrom zu nennen, das neben Übergewicht auch Hyper- und Dyslipoproteinämien, Diabetes mellitus Typ 2, Gicht und Bluthochdruck mit einbezieht. Außerdem sind erhöhte Inzidenzen von arteriosklerotischen Gefäßerkrankungen, Steatosis hepatis und die Cholzystolithiasis mit dem metabolischen Syndrom verbunden. Die Prävalenz von Osteoarthrose, Asthma bronchiale, Schlafapnoe und Karzinomerkrankungen (kolorektales Karzinom, Endometriumkarzinom, postmenopausaler Brustkrebs) ist bei Adipositas erhöht.

## Bedeutung und Auswirkungen des Leptins

Das Hormon Leptin, welches 1994 zum ersten Mal beschrieben wurde, scheint einen Einfluss auf das reproduktive System des Menschen zu haben. Wie weit der Einfluss reicht, ist derzeit noch ungeklärt, aber in einigen Tiermodellen können an Mäusen und Ratten Zusammenhänge gezeigt werden. Leptin kommt vom griechischen Wort λεπτοσ und heißt dünn. Es ist das Produkt des ob-Gens, welches bei ob/ob-Mäusen kloniert und sequenziert wurde. Da die Ernährung eine entscheidende Rolle für das Überleben eines Individuums spielt, erscheint es auch plausibel, dass das Leptin Einfluss auf die hormonellen Regulationsmechanismen nimmt. In Mangelzeiten werden energieverschwendende Funktionen wie reproduktive Vorgänge unwichtig und herunterreguliert. Ein Zuwenig, aber auch ein Zuviel kann die empfindlichen Regulationsmechanismen stören. So zeigt sich bei adipösen ob/ob-Mäusen bedingt durch Leptinmangel eine Infertiltiät, die durch die Zugabe von exogenem Leptin jedoch reversibel ist: Eine zweiwöchige Behandlung führt sowohl bei den Weibchen als auch bei den Männchen zu einer Zunahme des Gewichts der inneren Genitalien. Leptinrezeptoren können auch in Ovargewebe nachgewiesen werden und haben eine modulierende Funktion. Das Hormon hat in Versuchen an Ratten einen Einfluss auf die pulsatile LH-Sekretion der Hypophyse. An männlichen Affen ist der Effekt jedoch nicht nachweisbar. Hieraus resultiert, dass das Leptin einen Einfluss auf die hypothalamisch-hypophysär-gonadale Achse hat, die genaue Rolle ist jedoch unklar. Denkbar ist, dass es als eine Art Zustandsanzeiger über die Fett- und Energiereserven einer bevorstehenden Schwangerschaft dient.

Der Menstruationszyklus wird ebenfalls durch das Leptin über die hypothalamisch-hypophysär-gonadale Achse beeinflusst. Es hat direkte Wirkung auf die 17-beta-Östradiolsynthese. In der späten Follikelphase und der Lutealphase kommt es zu einem Anstieg des Leptinspiegels von etwa 50 %. Weder bei postmenopausalen Patientinnen noch bei Männern können zyklische Verläufe des Leptinspiegels nachgewiesen werden. Bei Hochleistungssportlern besteht oft eine Amenorrhö, die mit niedrigen Leptinspiegeln und einer fehlenden menstruellen Rhythmik einhergeht. Frauen mit einer Hypoleptinämie und einer Amenorrhö zeigen eine Suppression der Östrogene, der Schilddrüsenhormone und des Insulins. Gleiches gilt auch für Patientinnen mit einer Anorexia nervosa. Androgene haben erst in höheren Konzentrationen einen Einfluss auf den Leptinspiegel. Ab einem Cut-off-Level, der männlichen Spiegeln entspricht, lässt sich der Leptinspiegel senken.

## Genetische Aspekte der Fertilität

In der Evolution setzen sich im Laufe der Zeit diejenigen Individuen durch, die ihrer Umwelt optimal angepasst sind und somit einen strategischen Überlebensvorteil aufweisen. Nicht gut angepasste Individuen einer Population tragen daher nicht zum Arterhalt durch Reproduktion bei. Andere sind in der Lage, sich durch den Selektionsdruck anzupassen und vererben ihre Gene an die Folgegeneration weiter. Bereits in den 1960er Jahren publizierten *Neel* et al. die Hypothese, dass spezifische Genkonstitutionen das Überleben eines Individuums sowohl in Phasen des Nahrungsüberschusses als auch in Phasen von Nahrungsmangel fördern können. Beim frühen Menschen vor mehreren Tausenden von Jahren half die Fähigkeit, durch effektive Speicherung von Energie und sparsamen Verbrauch die aufgenommene Nahrung in Zeiten des Mangels einzusetzen (sog. Thrifty-Gene-Hypothese) [30].

In der heutigen Zeit kommt ein ausgeprägter Wechsel von Nahrungsüberschüssen und Hungersnöten in unserer Gesellschaft nicht mehr vor. Vielmehr ist ein Überangebot an hochkalorischen Nahrungsmitteln bei der täglichen Nahrungsaufnahme die Regel. Durch den heutigen Lebensstil mit einem Nahrungsüberangebot stellen genetische Konstitutionen, die einem Organismus durch sparsamen Verbrauch in Zeiten des Nahrungsmangels einen Überlebensvorteil verschafften, keinen Selektionsvorteil mehr dar. Ihre Träger neigen zur Entwicklung von Übergewicht und den oben genannten Folgeerscheinungen der Adipositas. Wenn die vor Urzeiten überlebenswichtigen genetischen Konstitutionen heute einen Selektionsnachteil darstellen sollten, müsste diese genetische Konstitution aus dem Genpool der Population allmählich verschwinden. So vertreten einige Wissenschaftler die Auffassung, dass auch die bei Adipositas reduzierte Fertilität eine Konsequenz des heute als evolutionär nachteilig anzusehenden Körperfettanteils darstellt.

In einer Arbeit von *Junien* et al. [21] wurde zusätzlich zu den skizzierten evolutionstheoretischen Überlegungen die Hypothese formuliert, dass Patientinnen, bei denen sich ein metabolisches Syndrom nachweisen lässt, eine fehlerhafte epigenetische Programmierung vorliegt. Diese habe sich während des prä- und frühen postpartalen Lebens als Folge einer inadäquaten maternalen Ernährung und begleitender maternal-metabolischer Störung manifestiert. Unterstützt wird diese Hypothese von Beobachtungen, nach denen Adipositas und Typ-2-Diabetes, die als disponierende Faktoren des metabolischen Syndroms anerkannt sind, von Generation zu Generation immer früher in der Kindheit auftreten und zunehmend auch Schwangere betreffen.

## Klinische Aspekte der adipösen Patientin

Eine Verbindung zwischen Adipositas und Infertilität wurde zuerst von *Stein* und *Leventhal* 1934 beschrieben. Die Auswirkungen auf die verschiedenen reproduktionsbiologischen Parameter bei der Frau sind vielfältig (Tab. 1). Hierbei sind insbesondere Menstruationsstörungen mit Neigung zur Oligomenorrhö, Menorrhagien bis hin zur Amenorrhö von Bedeutung. Ein Grund für diese Symptome kann das sogenannte polyzystische Ovarialsyndrom (PCO-Syndrom) sein, welches in diesem

Zusammenhang auch das erste Mal von *Stein* und *Levethal* beschrieben wurde (früher *Stein-Leventhal*-Syndrom genannt).

Adipositas in Kombination mit Hirsutismus und Infertilität zählte damals bereits zu den Charakteristika des PCO-Syndroms. Die heutige Diagnosestellung erfolgt auf Grund der sogenannten Rotterdam-Kriterien, die 2003 konsensuell überarbeitet und festgelegt wurden (Tab. 2).

## Polyzystisches Ovarialsyndrom

In den Industrieländern sind etwa 5 % aller Frauen im reproduktiven Alter vom PCO-Syndrom betroffen. Es ist somit das häufigste Syndrom aus dem endokrinen Formenkreis. Die Heterogenität der Symptome macht es zu einer Erkrankung, die die Grenzen einzelner Disziplinen der Medizin überschreitet. Hierzu zählen die gynäkologische Endokrinologie, weite Teile der internistischen Endokrinologie und

Tab. 1: Auswirkungen von Adipositas auf verschiedene reproduktionsbiologische Parameter bei der Frau (mod. nach Pasquali R und v Otte S).

| | |
|---|---|
| Menstruation | Risiko der Menstruationsstörung, insbesondere Oligo-/Amenorrhöneigung, Menorrhagie |
| Infertilität | Risiko für anovulatorische, aber auch ovulatorische Infertilität, Über- und Unempfindlichkeit für ovulationsinduzierende Medikamente |
| Kinderwunsch-behandlung | Notwendigkeit zum Einsatz ovarstimulierender Medikamente wie Clomifencitrat und/oder Gonadotropinen, niedrigere Schwangerschaftsraten im Vergleich zu normalgewichtigen Patientinnen |
| Abort | erhöhtes Risiko für Spontanaborte in der Frühschwangerschaft (bei Spontankonzeption und assistierter Reproduktion) |
| Schwanger-schaft | erhöhtes Risiko für schwangerschaftsassoziierte Erkrankungen, Schwangerschaftsdiabetes, fetale Makrosomie, geburtsmechanische Komplikationen und höhere Sectiorate |

Tab. 2: Rotterdam-Kriterien der Konsensusgruppe der European Society of Human Reproduction and Embryology (ESHRE) und der American Society for Reproductive Medicine (ASRM). Für eine ggf. spätere Auswertung der Befunde sollte eine genaue Dokumentation der durchgeführten Diagnostik, Ergebnisse und Therapie erfolgen.

| Rotterdam-Kriterien der ESHRE/ASRM-Konsensusgruppe | Kriterien von 1999 (1 und 2 in Kombination vorliegend) | Überarbeitete Kriterien aus dem Jahr 2003 (2 von 3 Punkten vorliegend) |
|---|---|---|
| | 1. chronische Anovulation | 1. Oligo- und/oder Anovulation |
| | 2. klinische und/oder biochemische Zeichen der Hyperandrogenämie, Ausschluss anderer Ätiologien | 2. klinische und/oder biochemische Zeichen der Hyperandrogenämie |
| | | 3. polyzystische Ovarien und Ausschluss anderer Kriterien (kongenitale adrenale Hyperplasie, androgensezernierende Tumoren, Cushing-Syndrom) |

Diabetologie, aber auch die Psychiatrie. Ein Großteil der Patientinnen mit einem PCO-Syndrom ist übergewichtig. Eine Studie im US-Bundesstaat Alabama zeigt, dass 24 % der untersuchten Frauen an Übergewicht (BMI > 25 kg/m$^2$) und 42 % an Adipositas (BMI ≥ 30,0 kg/m$^2$) leiden, in Europa liegt der Anteil etwas niedriger.

Die Anzeichen des PCO-Syndroms sind jedoch sehr vielfältig und betreffen die Patientinnen auch in individuell unterschiedlicher Ausprägung. Diese Anzeichen sind mit einer verminderten oder gar ausbleibenden Ovulationsfrequenz vergesellschaftet. Klinische und biochemische Charakteristika sind der Hyperandrogenismus und in der transvaginalen Sonografie polyzystisch imponierende Ovarien (Tab. 2). Bei der Diagnose müssen aber auch andere Differenzialdiagnosen bedacht werden und zunächst ausgeschlossen sein, dieses beinhaltet die adrenale Hyperandrogenämie (Late-onset-AGS [adrenogenitales Syn-

drom]), das Cushing-Syndrom sowie androgenproduzierende Tumoren. Aber auch Hyperprolaktinämien oder ein LH-Mangel spielen in diesem Zusammenhang eine Rolle und müssen in die Differenzialdiagnose einbezogen werden. Das PCO-Syndrom scheint keiner Vererbung nach der Mendelschen Regel zu folgen, es ist jedoch bekannt, dass eine familiäre Häufung auftritt. So gibt es Einschränkungen für Patientinnen in der Fekundabilität. Männer sind von Aspekten dieses Syndroms nicht betroffen, ein passendes Tiermodell sucht man ebenfalls vergeblich. Die Hauptsymptome des PCO-Syndroms beschränken sich auf die reproduktive Phase der Frau. Einige Autoren zeigen eine Assoziation des PCO-Syndroms mit einem genetischen Marker (D19S884) auf dem Chromosom 19p13.2 mit Lokalisation auf einer Intronsequenz zwischen Exon 55 und 56 des Fibrillin-3-(FBN3-)Gens, welches extrazelluläre Matrixproteine zur Regulation von Wachstumsfaktoren kodiert. Andere Untersucher konnten diesen Zusammenhang jedoch nicht nachweisen, sodass die Ätiologie letztlich unklar bleibt.

## Klinische Symptome und Diagnostik des PCO-Syndroms

### Hyperandrogenämie

Die Hyperandrogenämie ist der am häufigsten auftretende und auffälligste Parameter des PCO-Syndroms. Sie variiert in der Ausprägung und Erscheinung, wobei auch die ethnische Herkunft bedacht werden sollte. So sind z.b. Amerikanerinnen mexikanischer Abstammung und Inderinnen im Vereinten Königreich sowie Aborigines häufiger, Asiatinnen dagegen seltener betroffen. Zugegebenermaßen sind das Bevölkerungsgruppen, die nicht vornehmlich in unserer Praxis Hilfe suchen, man sollte sie aber im Zuge der Internationalisierung auch in Betracht ziehen.

Die Symptome treten vornehmlich im Bereich der Haut in Form von Hirsutismus, Akne oder weiblicher Alopezie auf. Hirsutismus ist mit 60 % das häufigste dermale Symptom und mit den anderen dermalen Symptomen subjektiv für die betroffene Patientin am entscheidensten.

Die Diagnostik erfolgt in erster Linie biochemisch durch Messung des Gesamttestosterons und des Sexualhormon-bindenden Globulins (SHBG). Daraus wird der freie Androgen-Index (fAI) bestimmt: fAI = Testosteron / SHBG x 100.

Die Messung anderer Androgene, z.B. Dehydroepiandrosteronsulfat (DHEAS), sind bei der Diagnostik des PCO-Syndroms nicht von großer Bedeutung, müssen aber in der Differenzialdiagnostik, z.B.

zum Ausschluss adrenaler Ursachen, bedacht werden. Die biochemische Bestimmung der Hyperandrogenämie versagt bei 40–60 % der Patientinnen mit PCO-Syndrom, ebenso versagen semiquantitative Tests zum Hirsutismus. Der *Ferriman-Gallwey*-Index unterschätzt die klinische Hyperandrogenämie. Da die Tests oft falsch-negative Ergebnisse hervorbringen, sollte ein PCO-Syndrom auf Grund eines negativen Ergebnisses der oben genannten Marker nicht ausgeschlossen werden, wenn andere Hinweise vorliegen.

### Anovulation

Eine Oligomenorrhö (Zyklen länger als 35 Tage) oder eine Amenorrhö (ausbleibende Menstruation für mehr als drei Monate) sind typische Symptome des PCO-Syndroms und in der Anamnese leicht zu erfragen.

### Sonografie

Die transvaginale Sonografie zur Beurteilung der Ovarien zeigt durch ihre hohe Auflösung sehr gut die typischen, perlschnurartig angeordneten, meist weniger als 10 mm durchmessenden Follikel. Bei Virgines intactae kann mithilfe der transabdominalen Sonografie das Ovarvolumen (> 10 ml) zur Diagnostik herangezogen werden. Neuere Studien zeigen eine Korrelation zwischen dem Anti-*Müller*-Hormon (AMH), das in Granulosazellen gebildet wird, und den antralen Follikel-Counts (AFC). Diese Parameter können zur Unterstützung der Diagnose herangezogen werden, insbesondere, wenn eine Ultraschalluntersuchung nicht durchführbar ist. Bei Frauen über 35 Jahren ist die Kombination aus AMH und AFC zur Diagnostik jedoch nicht valide.

## Pathogenese des PCO-Syndroms

Die häufigste Veränderung beim PCO-Syndrom ist die Hyperandrogenämie. Bei 60–80 % der Patientinnen finden sich erhöhte Testosteronwerte, bei ca. 25 % der Frauen ist auch das DHEAS erhöht. Die Ovarien von PCO-Patientinnen haben eine verdickte Thekazellschicht, welche in vitro nach LH-Stimulation vermehrt Androgene sezerniert. Dies zeigt sich auch in einer erhöhten Expression steroidproduzierender Enzyme. Eine genetische Assoziation konnte aber hier nicht nachgewiesen werden.

Polyzystische Ovarien haben im Vergleich zu normalen Ovarien etwa zwei- bis sechsmal so viele Primär-, Sekundär- sowie antrale Follikel. Somit haben etwa 90–100 % der symptomatischen Patientinnen laut Definition polyzystische Ovarien.

Es scheint eine positive Korrelation zwischen der Follikelzahl und dem Androgenspiegel zu geben. Die Follikel bleiben auf dem Niveau vor der Differenzierung zum dominanten Follikel stehen. Zusätzlich zeigt sich im Zusammenspiel zwischen Androgenen, LH und FSH auch eine direkte Verbindung zum Insulin. So reagieren Granulosazellen bei Stimulation mit Insulin durch eine veränderte Responsivität. Patientinnen mit polyzystischen Ovarien zeigen auch eine veränderte Gonadotropin-Pulsatilität, was eine erhöhte LH-Sekretion zur Folge hat. Dies spiegelt sich in dem typischen erhöhten LH/FSH-Quotienten wider. Dieses spricht für eine Störung der hypothalamischen-hypophysären Achse, mit einer Überempfindlichkeit der Hirnanhangdrüse auf das Corticotropin-Releasing-Hormon, welches eine verstärkte Cortisolausschüttung bewirkt. Zusätzlich weisen die Betroffenen eine periphere Insulinresistenz ähnlich einem Diabetes mellitus Typ 2 auf, welche in der Diagnostik berücksichtigt werden sollte und bei adipösen PCO-Patientinnen gehäuft zu finden ist. Aber auch schlanke PCO-Patientinnen haben ein erhöhtes Langzeitrisiko, später an einem Diabetes mellitus Typ 2 zu erkranken (Tab. 3).

## Adipositas und Fertilität

Übergewichtige Frauen oder Patientinnen mit einer Adipositas weisen eine reduzierte reproduktive Leistungsfähigkeit auf, welche an den Parametern Fekundabilität (Schwangerschaftswahrscheinlichkeit pro Zyklus), Fekundität (Wahrscheinlichkeit einer erfolgreich ausgetragenen Schwangerschaft pro Zyklus) und der Latenz bis zum Eintreten einer Schwangerschaft (time to pregnancy, TTP) ersichtlich wird.

Der Grund für die eingeschränkte Fertilität ist eine seltenere oder gar ausbleibende Ovulation (Anovulationsneigung) mit einer daraus resultierenden Blutungsstörung. Diese zwei häufig auftretenden Symptome der übergewichtigen Patientin sind für eine längere TTP verantwortlich. Eine Studie aus dem Jahr 1999, die übergewichtige mit normalgewichtigen Frauen vergleicht, zeigt, dass übergewichtige Frauen nach Adjustierung eine um 23 % reduzierte Fekundabilität (0,77; 95 %-Konfidenzintervall 0,70–0,84) aufweisen.

Die Entstehung der Fertilitätsstörung ist letztlich unklar. Man nimmt jedoch an, dass eine gesteigerte Leptinsekretion des Fettgewebes mit Wirkung des Neuropeptids Y auf den hypothalamischen GnRH-Pulsgenerator einen Einfluss auf das Zusammenspiel der zyklischen Hormonsek-

Tab. 3: Langzeitwirkungen des polyzystischen Ovarialsyndroms (PCOS) (nach Norman RJ, 2007 [31]).

| Auswirkungen | Pränatal oder Kindheit | Adoleszenz, reproduktive Phase | Postmenopause |
|---|---|---|---|
| Reproduktion | vorzeitige Adrenarche frühe Menarche | irreguläre Mestruation Hirsutismus Akne Infertilität Endometriumkarzinom Aborte Schwangerschaftskomplaktionen | verspätete Menopause? |
| Metabolismus | fetale Wachstumsänderungen | Adipositas veränderte Glukosetoleranz Insulinresistenz Dyslipidämie Diabetes mellitus Typ 2 | Adipositas veränderte Glukosetoleranz Insulinresistenz Dyslipidämie Diabetes mellitus Typ 2 |
| Andere | – | Schlafapnoesyndrom Fettleber Depressionen | Kardiovaskuläre Erkrankungen |

retion haben könnte. Dadurch wird die zentrale Regulation der menstruellen Rhythmik gestört, was zur vorzeitigen oder verzögerten Pubertätsentwicklung bei Adipositas führen kann.

Trotz der Beobachtung, dass viele Schwangere übergewichtig sind und wiederholte Schwangerschaften bei diesen Patientinnen zum Teil problemlos eintreten, lässt sich anhand umfangreicher Datensammlungen belegen, dass Übergewicht und Adipositas das Eintreten einer Schwangerschaft erschweren. Im Gegensatz dazu haben adipöse Frauen, die bereits eine Schwangerschaft erzielen konnten, gute Chancen, erneut zu konzipieren. Eine Schwangerschaft in der Anamnese ist ein positiver Prädiktor für das erneute Eintreten einer Schwangerschaft und hat im Ver-

gleich zur Adipositas ein größeres Gewicht als prädiktiver Marker.

Andere Untersuchungen zeigen einen Zusammenhang zwischen dem Fettverteilungsmuster und den Konzeptionschancen. So ist die Betonung des abdominellen Fettdepots (androides Verteilungsmuster) ungünstiger als der gynäkoide Typ (Hüftbetonung), bei dem der Gesamtkörperfettgehalt erhöht ist.

Die günstigen Effekte einer Gewichtsreduktion auf die Fertilität adipöser Patientinnen wurden in Studien wiederholt demonstriert. Schon eine leichte bis moderate Gewichtsabnahme steigert die Chancen zu spontanen oder stimulierten Ovulationen.

Auswertungen zur Adipositas an über 2500 verheirateten, aber ungewollt kinderlosen Krankenschwestern sind in der Nurses-Health-Study vorgenommen worden. Das relative Risiko einer ovulatorischen Infertilität steigt von 1,3 in der Gruppe mit normalem BMI auf über 2,7 in der Gruppe mit einem BMI über 32 kg/m$^2$.

Eine Assoziation zwischen Adipositas und Infertilität wurde bereits oben erwähnt. Zahlreiche epidemiologische Studien weisen darauf hin, dass Veränderungen des Körpergewichts oder verschiedene Körperkonstitutionen kritische Faktoren für die Regulation der Pubertätsentwicklung sein können. Eine entscheidende Entdeckung in den 1990er Jahren war die Wirkung des Leptins. Sie liefert entscheidende Beweise über die endokrine Regulation und Initiierung der Pubertätsentwicklung sowie der Funktion des reproduktiven Systems (s. o.). In diesen Untersuchungen zeigt sich, dass bei übergewichtigen Mädchen die Menarche generell früher eintritt als bei Normalgewichtigen. Außerdem gibt es Beweise, dass bei Adoleszenten und jungen Frauen das Alter der beginnenden Adipositas mit Menstruationsstörungen und einer Oligo-/Anovulationsneigung signifikant korreliert.

Neben der Nurses-Health-Study wurde der Zusammenhang zwischen der Abnahme des fertilen Potenzials bei steigendem BMI noch in zahlreichen prospektiven und Querschnittsstudien dokumentiert. Frauen mit einem erhöhten BMI sollten in der prätherapeutischen Beratung über eine Lifestyle-Modifikation mit vermehrter körperlicher Aktivität und Umstellung des Ernährungsprogramms informiert werden. Die Teilnahme an einem Gewichtsreduktionsprogramm kann sich in besseren Schwangerschaftswahrscheinlichkeiten widerspiegeln.

Andererseits steht der betreuende Arzt der Problematik gegenüber, dass die Gewichtsreduktion langfristig in über 90 % der Fälle erfolglos ist. Viele Patientinnen haben bereits mehrere frustrane Versuche zur Gewichtsreduktion hinter sich und haben möglicherweise auch ein biologisches Alter erreicht, in dem sich eine weitere Therapieverschiebung durch Gewichtsreduktion ebenfalls prognostisch ungünstig auf die Fertilität auswirken würde. Somit sollte ab einem Alter über 35 Jahren dieser Aspekt in die Beratung mit einbezogen werden, ehe zur Fortsetzung der Kinderwunschtherapie geraten wird. Die Wahrscheinlichkeit, eine Lebendgeburt zu erzielen, ist durch das jüngere Alter der Patientin zu Therapiebeginn wohl größer als bei einem weiteren Zuwarten und Hoffen auf eine Gewichtsreduktion. Hierbei muss das Risiko einer Schwangerschaft bei Übergewicht in die Beratung und Behandlung mit einfließen.

## Therapeutische Aspekte

### Gewichtsreduktion und Steigerung der körperlichen Aktivität

Der erste und wirksamste therapeutische Schritt ist die milde Senkung des BMI durch Modifikation der Essgewohnheiten und durch gesteigerte körperliche Aktivität. Eine Gewichtsreduktion von 2–5 % kann sich bereits positiv auf die Fertilität auswirken. Studien zeigen, dass eine geringe Senkung des Körpergewichts ausreichend ist, um bei 71 % der zuvor anovulatorischen und adipösen Patientinnen eine Ovulation und ein Steigerung der Insulinsensitivität zu erzielen. Außerdem zeigt sich, dass bei einem Gewichtsverlust der SHBG-Spiegel ansteigt, folglich das freie Testosteron sinkt und sich somit die Symptome mindern, d. h. eine geringere Akne, bessere Ovulationsraten, höhere Konzeptionsraten und geringere Abortraten nachweisbar sind.

Eine Steigerung der körperlichen Aktivität unterstützt die Gewichtsreduktion. Regelmäßiges zügiges Spazierengehen ist zur ersten Gewichtsreduktion zunächst oftmals ausreichend. Durch drei- bis viermaliges Training pro Woche über mindestens 30 Minuten ist eine therapeutische Beeinflussung der pathophysiologisch relevanten Insulinresistenz möglich. Das Training sollte möglichst unter Aufsicht erfolgen und von geschulten Personen angeleitet werden, im weiteren Verlauf kann es stufenweise ausgebaut werden. Zunächst kann mithilfe eines Schrittzählers die tägliche Aktivität eingeschätzt werden, im Anfangsstadium sollte sie auf etwa 10.000 Schritte pro Tag gesteigert werden.

Im Rahmen der prätherapeutischen Diagnostik sollte ein oraler Glukosetoleranztest durchgeführt werden. Eine Hyperinsulinämie bei Insulinresistenz (Blutzucker- und Insulinbestimmung nach standardisierter Nüchternglukosebelastung über zwei Stunden) kann mit Insulin-Sensitizern wie Metformin oder Substanzen der Thiazolidindiongruppe behandelt werden und unterstützt so zusätzlich die Gewichtsreduktion.

## Medikamente und assistierte Reproduktion

Erst im zweiten Schritt kommen medikamentöse Therapien wie Insulin-Sensitizer, ggf. in Kombination mit anderen pharmakologischen Strategien zur Ovulationsinduktion bzw. Maßnahmen der assistierten Reproduktion wie In-vitro-Fertilisation

(IVF) und intrazytoplasmatische Spermatozoeninjektion (ICSI), zum Einsatz. Dieses ist natürlich in Abhängigkeit von weiteren Begleitfaktoren der Infertilität (Tubenfaktor, Spermiogrammbefund) zu sehen.

Einen positiven Nebeneffekt hat die kausale Behandlung des PCO-Syndroms durch die oben genannten Maßnahmen auf Hirsutismus und Akne, was für die Patientin einen sichtbaren Therapieerfolg darstellt. Wenn die Änderungen durch Lifestyle-Modifikation nicht ausreichend sind, können – sofern kein Kinderwunsch besteht – auch andere kausale Therapien (orale Kontrazeption, topische Anwendungen) angewandt werden.

## Behandlung bei Kinderwunsch

Reichen die oben genannten Maßnahmen nicht aus, sollten ovulationsinduzierende Substanzen wie Clomifencitrat oder Gonadotropine in urinärer oder rekombinanter Form eingesetzt werden (Tab. 1). Ziel der Therapie ist eine Ovulationsinduktion in Kombination mit einer Zyklusüberwachung zum Zweck des Verkehr zum Optimum (VzO) oder der intrauterinen Insemination (IUI). Die Substanzen können auch mit einer ovariellen Stimulationstherapie gekoppelt werden oder im Sinne einer assistierten Reproduktion mittels einer IVF- oder ICSI-Behandlung eingesetzt werden.

Die Behandlung der anovulatorischen Infertilität bei übergewichtigen Frauen erfordert jedoch in der Regel erhöhte Dosierungen von Clomifencitrat oder Gonadotropinen, um einen ovulatorischen Zyklus zu erzielen. Diese relative Unempfindlichkeit reflektieren auch Daten von IVF-Programmen, die eine niedrigere Schwangerschaftsrate angeben. Diese spezielle Therapie sollte in Zusammenarbeit mit einem Kinderwunschzentrum erfolgen.

## Literatur

1. **Balen AH, Conway GS, Kaltsas G, et al.** Polycystic ovary syndrome: the spectrum of the disorder in 1741 patients. Hum Reprod 1995; 10: 2107–2111.

2. **Barash IA, Cheung CC, Weigle DS, et al.** Leptin is a metabolic signal to the reproductive system. Endocrinology 1996; 137: 3144–3147.

3. **Bridges NA, Cooke A, Healy MJ, Hindmarsh PC, Brook CG.** Standards for ovarian volume in childhood and puberty. Fertil Steril 1993; 60: 456–460.

4. **Chang WY, Knochenhauer ES, Bartolucci AA, Azziz R.** Phenotypic spectrum of polycystic ovary syndrome: clinical and biochemical characterization of the three major clinical subgroups. Fertil Steril 2005; 83: 1717–1723.

5. **Cioffi JA, Shafer AW, Zupancic TJ, et al.** Novel B219/OB receptor isoforms: possible role of leptin in hematopoiesis and reproduction. Nat Med 1996; 2: 585–589.

6. **Conway GS, Honour JW, Jacobs HS.** Heterogeneity of the polycystic ovary syndrome: clinical, endocrine and ultrasound features in 556 patients. Clin Endocrinol 1989; 30: 459–470.

7. **Crosignani PG, Colombo M, Vegetti W, Somigliana E, Gessati A, Ragni G.** Overweight and obese anovulatory patients with polycystic ovaries: parallel improvements in anthropometric indices, ovarian physiology and fertility rate induced by diet. Hum Reprod 2003; 18: 1928–1932.

8. **Farooqi IS, Jebb SA, Langmack G.** Effects of recombinant leptin therapy in a child with congenital leptin deficiency. N Engl J Med 1999; 341: 879–884.

9. **Gilling-Smith C, Willis DS, Beard RW, Franks S.** Hypersecretion of androstenedione by isolated thecal cells from polycystic ovaries. J Clin Endocrinol Metab 1994; 79: 1158–1165.

10. **Goodarzi MO, Quinones MJ, Azziz R, Rotter JI, Hsueh WA, Yang H.** Polycystic ovary syndrome in Mexican-Americans: prevalence and association with the severity of insulin resistance. Fertil Steril 2005; 84: 766–769.

11. **Goumenou AG, Matalliotakis IM, Koumantakis GE, Panidis DK.** The role of leptin in fertility. Eur J Obstet Gynecol Reprod Biol 2003; 106: 118–124.

12. **Grinspoon SK, Askari H, Landt ML, et al.** Effects of fasting and glucose infusion on basal and over night leptin concentrations in normalweight women. Am J Clin Nutr 1997; 66: 1352–1356.

13. **Hahn S, Tan S, Elsenbruch S, et al.** Clinical and biochemical characterization of women with polycystic ovary syndrome in North Rhine-Westphalia. Horm Metab Res 2005; 37: 438–444.

14. **Halaas JL, Gajiwala KS, Maffei M, et al.** Weight reducing effects of the plasmaprotein encoded by the obese gene. Science 1995; 269: 543–546.

15. **Heitmann BL.** Ten-year trends in overweight and obesity among Danish men and women aged 30–60 years. Int J Obes Relat Metab Disord 2000; 24: 1347–1352.

16. **Heitmann BL, Kaprio J, Harris JR, et al.** Are genetic determinants of weight gain modified by leisure-time physical activity? A prospective study of Finnish twins. Am J Clin Nutr 1997; 66: 672–667.

17. **Henry BA, Goding JW, Tilbrook AJ, et al.** In trace rebroventricular infusion of leptin elevates the secretion of luteinising hormone without affecting food intake in long-term food-restricted sheep, but increases growth hormone irrespective of body weight. J Endocrinol 2001; 168: 67–77.

18. **Huber-Buchholz MM, Carey DG, Norman RJ.** Restoration of reproductive potential by lifestyle modifi cation in obese polycystic ovary syndrome: role of insulin sensitivity and luteinizing hormone. J Clin Endocrinol Metab 1999; 84: 1470–1474.

19. **Jensen TK, Scheike T, Keiding N, et al.** Fecundability in relation to body mass and menstrual cycle patterns. Epidemiology 1999; 10: 422–428.

20. **Jonard S, Robert Y, Cortet-Rudelli C, Pigny P, Decanter C, Dewailly D.** Ultrasound examination of polycystic ovaries: is it worth counting the follicles? Hum Reprod 2003; 18: 598–603.

21. **Junien C, Gallou-Kabani C, Vige A, Gross MS.** Nutritional epigenomics of metabolic syndrome. Med Sci (Paris) 2005; 21: 396–404.

22. **Kendall NR, Gutierrez CG, Scaramuzzi RJ, et al.** Direct in vivo effects of leptin on ovarian steroidogenesis in sheep. Reproduction 2004; 128: 757–765.

23. **Kiddy DS, Hamilton-Fairley D, Bush A, et al.** Improvement in endocrine and ovarian function during dietary treatment of obese women with polycystic ovary syndrome. Clin Endocrinol 1992; 36: 105–111.

24. **Lado-Abeal J, Lukyanenko YO, Swamy S, et al.** Short-term leptin infusion does not affect circulating levels of LH, testosterone or cortisol in food-restricted pubertal male rhesus macaques. Clin Endocrinol (Oxf) 1999; 51: 41–51.

25. **Leidenberger FA, Strowitzki T, Ortmann O.** Klinische Endokrinologie für Frauenärzte. Berlin Heidelberg New York Tokyo: Springer, 2005: 393–437.

26. **Linne Y.** Effects of obesity on women's reproduction and complications during pregnancy. Obes Rev 2004; 5: 137–143.

27. **Mensink GB, Lampert T, Bergmann E.** Übergewicht und Adipositas in Deutschland 1984–2003. Bundesgesundheitsblatt Gesundheitsforschung Gesundheitsschutz 2005; 48: 1348–1356.

28. **Moran LJ, Brinkworth G, Noakes M, Norman RJ.** Effects of lifestyle modification in polycystic ovarian syndrome. Reprod Biomed Online 2006; 12: 569–578.

29. **Moran LJ, Noakes M, Clifton PM, Tomlinson L, Galletly C, Norman RJ.** Dietary composition in restoring reproductive and metabolic physiology in overweight women with polycystic ovary syndrome. J Clin Endocrinol Metab 2003; 88: 812–819.

30. **Neel JV.** A „thrifty" genotype rendered detrimental by „progress". Am J Hum Genet 1962; 14: 353–362.

31. **Norman RJ, Dewailly D, Legro RS, Hickey TE.** Polycystic ovary syndrome. Lancet 2007; 370: 685–697.

32. **Norman RJ, Noakes M, Wu R, et al.** Improving reproductive performance in overweight/obese women with effective weight management. Hum Reprod Update 2004; 10: 267–280.

33. **Ola B, Ledger WL.** The obese patient. In: Macklon N, ed. IVF in the medically complicated patient: a guide to management. London: Taylor and Francis, 2005: 87–100.

34. **Pache TD, de Jong FH, Hop WC, Fauser BC.** Association between ovarian changes assessed by transvaginal sonography and clinical and endocrine signs of the polycystic ovary syndrome. Fertil Steril 1993; 59: 544–599.

35. **Pasquali R, Gambineri A, Biscotti D, et al.** Effect of long-term treatment with metformin added to hypocaloric diet on body composition, fat distribution, and androgen and insulin levels in abdominally obese women with and without the polycystic ovary syndrome. J Clin Endocrinol Metab 2000; 85: 2767–2774.

36. **Pelusi C, Pasquali R.** Polycystic ovary syndrome in adolescents. Pathophysiology and treatment implication. Treat Endocrinol 2003; 2: 215–230.

37. **Pigny P, Jonard S, Robert Y, Dewailly D.** Serum anti-Mullerian hormone as a surrogate for antral follicle count for defi nition of the polycystic ovary syndrome. J Clin Endocrinol Metab 2006; 91: 941–945.

38. **Rich-Edwards JA, Goldman MB, Willet WC, et al.** Adolescent body mass index and infertility caused by ovulatory dysfunction. Am J Obstet. Gynecol 1994; 71: 171–177.

39. **Saad MF, Khan A, Sharma A, et al.** Physiological insulinemia acutely modulates plasma leptin. Diabetes 1998, 47: 544–549.

40. **Sinha MK, Opentanova I, Ohannesian JP, et al.** Evidence of free and bound leptin in human circulation. Studies in lean and obese subjects and during short-term fasting. J Clin Invest 1996, 98: 1277–1282.

41. **Stewart DR, Dombroski B, Urbanek M, et al.** Fine mapping of genetic susceptibility to polycystic ovary syndrome on chromosome 19p13.2 and tests for regulatory activity. J Clin Endocrinol Metab 2006; 91: 4112–4117.

42. **Teasdale TW, Sørensen TIA, Stunkard AJ.** Genetic and early environmental components in social-demographic influences on adult body fatness. BMJ 1990; 300: 1615–1618.

43. **The ESHRE Capri Workshop Group.** Nutrition and reproduction in women. Hum Reprod Update 2006; 12: 193–207.

44. **Urbanek M, Legro RS, Driscoll DA, et al.** Thirty-seven candidate genes for polycystic ovary syndrome: strongest evidence for linkage is with follistatin. Proc Natl Acad Sci USA 1999; 96: 8573–8578.

45. **Urbanek M, Woodroffe A, Ewens KG, et al.** Candidate gene region for polycystic ovary syndrome on chromosome 19p13.2. J Clin Endocrinol Metab 2005; 90: 6623–6629.

46. **Yu WH, Kimura M, Walczewska A, et al.** Role of leptin in hypothalamic-pituitary function. Proc Natl Acad Sci USA 1997; 94: 1023–1028.

47. **Zaadstra BM, Seidell JC, Van Noord PA.** Fat and female fecundity: prospective study of effect of body fat distribution on conception rates. Br Med J 1993; 306: 484–487.

48. **Zachow RJ, Magoffin DA.** Direct intraovarian effects of leptin: impairment of the synergistic action of insulin-like growth factor-I on follicle-stimulating hormone-dependent estradiol-17 beta production by rat ovarian granulosa cells. Endocrinology 1997; 138: 847–850.

49. **Zhang Y, Proenca R, Maffei M, et al.** Positional cloning of the mouse obese gene and its human homologue. Nature 1994; 372: 425–432.

# 4 Pränatale Detektion fetaler Makrosomie

Von Makrosomie wird gesprochen, wenn ein exzessives intrauterines Wachstum vorliegt und das Geburtsgewicht eine gewisse Grenze überschreitet [1]; weit verbreitet sind 4000 g bzw. 4500 g. Ca. 10 % aller Neugeborenen weisen ein Geburtsgewicht über 4000 g auf und 1,5 % wiegen 4500 g oder mehr [2]. National wie international gibt es keinen einheitlichen Grenzwert. Das „American College of Obstetricians and Gynecologist" empfiehlt 4500 g, denn ab dann steigt die maternale und neonatale perinatale Komplikationsrate deutlich an. Allen fest definierten Geburtsgewichten gemein ist, dass sie unabhängig vom Gestationsalter sind und somit nicht auf einer populationsbezogenen Analyse beruhen.

Bei der Verwendung von Perzentilenkurven wird dieser Aspekt berücksichtigt. Allerdings kommt erschwerend hinzu, dass einige Autoren von einem „large for gestational age"- (LGA-)Neugeborenen sprechen, wenn die 90. Gewichtsperzentile überschritten ist. Andere Autoren verwenden die 95. bzw. 97. Perzentile oder zwei Standardabweichungen über dem Mittelwert als Cut-off. Der Vorteil bei der Verwendung von Perzentilen zur Definition einer Makrosomie/LGA ist die Unabhängigkeit vom Gestationsalter. Allerdings müssen geschlechtsspezifische Normwerte vorliegen, da männliche Neugeborene im Durchschnitt schwerer sind als weibliche Neonaten. Weiterhin hat die ethnische

Herkunft einen signifikanten Einfluss auf das Geburtsgewicht und durch die Akzeleration des Geburtsgewichts in den letzten Jahrzehnten müssen aktuelle Referenzwerte verwendet werden [3].

## Differenzialdiagnose Makrosomie

Die Ursachen und Risikofaktoren für eine fetale Makrosomie sind mannigfaltig und in Tabelle 1 zusammengefasst. Darin sind empirische Faktoren aufgelistet, die einen Hinweis für die Entwicklung eines makrosomen Wachstums darstellen.

» **Diabetes während der Schwangerschaft.** Als gesicherte Ursache einer Makrosomie stellt sich der maternale Diabetes dar, wobei jedoch nur 10 % der makrosomen Neugeborenen von diabetischen Müttern geboren werden und das Geburtsgewicht stark von der Blutzuckereinstellung während der Schwangerschaft abhängt. Sowohl der Gestationsdiabetes als auch der maternale Typ-2-Diabetes-mellitus haben signifikant häufiger makrosome Neugeborene zur Folge. Die Inzidenz der Makrosomie verdoppelte sich, wenn ein maternaler Diabetes vorlag [4]. Insbesondere bei schlecht eingestellter Stoffwechsellage führen die erhöhten maternalen Blutzuckerspiegel auch zu einer

Tab. 1: Ursachen und Risikofaktoren einer fetalen Makrosomie.

| | |
|---|---|
| Diabetes | exzessive Gewichtszunahme in der Schwangerschaft |
| Adipositas | makrosomes Neugeborenes in der Vorgeschichte |
| männliche Neugeborene | ethnische Herkunft |
| verlängerte Schwangerschaft und zeitliche Übertragung | fetaler Genotyp |
| Multiparität | |

fetalen Hyperglykämie und konsekutiv zu einer Hyperinsulinämie. Insulin lässt als anaboles Hormon das Wachstum des Feten beschleunigen. Davon betroffen sind beispielsweise die fetale Leber, das Muskelgewebe, der Herzmuskel und das subkutane Fettgewebe. Diese Neugeborenen weisen veränderte Körperproportionen mit einem breiteren Schultergürtel auf, wodurch auch bei gleichem Geburtsgewicht die höhere Inzidenz an Schulterdystokien erklärt werden kann (Tab. 2).

**» Mütterliche Adipositas.** Adipöse Schwangere bekommen häufiger makrosome Neugeborene. Frauen, die vor der Gravidität einen Body-Mass-Index (BMI) zwischen 26 und 29 kg/m$^2$ aufwiesen, bekamen in 2 % ein Neugeborenes mit einem Geburtsgewicht von mehr als 4500 g. Ein prägravider

BMI über 29 kg/m$^2$ ließ die Prävalenz von Makrosomie auf 3,6 % ansteigen [5].

**» Extreme Gewichtszunahme in der Schwangerschaft.** Auch die Gewichtszunahme der Frauen während der Schwangerschaft hat einen Einfluss auf das Geburtsgewicht. Bei einer mittleren Körpergewichtszunahme von 20 kg während der Schwangerschaft trat in 30 % eine fetale Makrosomie auf, dies entsprach einer Odds Ratio (OR) von 3,3 [5]. In einer weiteren Studie wiesen Frauen mit dem höchsten BMI vor der Schwangerschaft und der größten Körpergewichtszunahme während der Schwangerschaft die schwersten Neugeborenen auf [6].

**» Multiparität.** Makrosome Neugeborene werden signifikant häufiger von Multiparae zur Welt gebracht. Bis zur fünften

Tab. 2: Schulterdystokie und Diabetes mellitus.

| Geburtsgewicht | Stoffwechselgesunde Schwangere | Schwangere mit Diabetes mellitus |
|---|---|---|
| 3500–3999 g | 2,2 % | 9 % |
| 4000–4499 g | 10 % | 23 % |
| >4500 g | 22 % | 50 % |

Geburt nimmt das Geburtsgewicht um 80–120 g pro Entbindung zu [7].

» **Zeitliche Übertragung.** Das Geburtsgewicht hängt auch vom Gestationsalter bei der Entbindung ab. *Ventura* und Mitarbeiter konnten in einer Studie 1,6 % makrosome Neugeborene am Termin (Geburtsgewicht > 5000 g) verzeichnen. Die Inzidenz stieg auf 2,5 %, wenn die Geburt in der 42. Schwangerschaftswoche stattfand [2].

» **Geschlecht des Kindes.** Männliche Neugeborene wiegen bei der Geburt mehr als weibliche Neugeborene [8] und interessanterweise sind 70 % der Neonaten mit einem Geburtsgewicht über 4500 g männlich [9].

» **Geburtshilfliche Anamnese.** Sowohl die Geburt eines makrosomen Kindes in der Anamnese [10] als auch ein erhöhtes maternales Geburtsgewicht [11] sind Risikofaktoren für eine erneute fetale Makrosomie.

» **Ethnische Herkunft.** Mehrere Studien konnten zeigen, dass die Ethnizität einen signifikanten Einfluss auf das Geburtsgewicht hat. *Thomas* und Mitarbeiter untersuchten die Geburtsmaße von 27.028 Neugeborenen. Weiße und hispanische Neugeborene waren leichter als Kinder afroamerikanischer Herkunft [12]. Diese Diskrepanz stieg mit zunehmendem Gestationsalter an. Auch *Gardosi* [8] und *Brooke* [13] kamen zu vergleichbaren Ergebnissen.

» **Fetaler Genotyp.** Bestimmte fetale Erbträgerveränderungen führen zu einer genetischen Makrosomie. Am bekanntesten, aber dennoch selten (Inzidenz 1:15000) ist das *Beckwith-Wiedemann*-Syndrom, welches neben der Makrosomie auch fast immer mit einer Makroglossie vergesellschaftet ist. Weiterhin finden sich bereits pränatal vergrößerte, echodichte Nieren und in ca. 80 % eine Omphalozele [14]. Auch das *Sotos-* und das *Weaver*-Syndrom führen zu einer Makrosomie [15].

## Diagnostik der fetalen Makrosomie per Ultraschall

Der pränatale Ultraschall hat in den Industrieländern klinische Diagnoseverfahren der fetalen Makrosomie weitestgehend abgelöst. Durch die Höhenstandsbestimmung des Fundus allein oder kombiniert mit der Messung des Symphysen-Fundusstandes konnte eine fetale Makrosomie mit einer Sensitivität von 10–43 % und einem positiven Prädiktionswert zwischen 28 % und 53 % vorhergesagt werden [1, 16]. Die geringe Detektionsrate der fetalen Makrosomie mittels klinischer Verfahren kann durch fetale Lageanomalien, Oligo- oder Polyhydramnion, maternale Adipositas, mangelnde Erfahrung des Geburtsmediziners und uneinheitlich definierte Fixpunkte des Fundus erklärt werden.

Der Ultraschall erlaubt eine akkurate und reliable Messung von Knochenlängen und fetalen Körperumfängen [17]. Somit erscheint die pränatale Sonografie besser als die klinischen Verfahren dazu geeignet, eine Gewichtsschätzung vor der Geburt durchzuführen. Problematisch bleibt aber weiterhin, dass der Fetus einen irregulären dreidimensionalen Körper von unterschiedlicher Körperdichte und Gewebezusammensetzung besitzt.

Wird nur ein fetometrisches Maß zur Detektion der Makrosomie herangezogen, hat sich die Bestimmung des Bauchumfanges bewährt. Die korrekte Darstellung hat entscheidenden Einfluss auf die Messung. So muss eine axiale Schnittebene zwischen fetalem Herzen und Magen eingestellt werden. Nur ein Rippenpaar und die drei Ossifikationspunkte der Wirbelsäule sollten sichtbar sein. Weiterhin darf die Umbilikalvene nicht im gesamten Verlauf darstellbar sein, da sonst ein „Salami-Schnitt" vorliegt und der Bauchumfang falsch zu groß gemessen wird (Abb. 1).

Die fetalen Weichteile sollten mitgemessen werden und der Bauchumfang entweder mit der automatischen eliptischen Umfangsmessung oder durch die Bestimmung des abdomino-transversen und anterior-posterioren Durchmessers berechnet werden (Abb. 2).

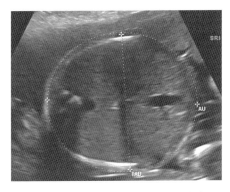

Abb. 2: Korrekter transversaler Ultraschallschnitt zur Messung des fetalen Bauchumfangs.

Ein sonografischer Bauchumfang von 35 cm oder mehr um den Geburtstermin hatte einen positiven Vohersagewert für ein Geburtsgewicht über 4000 g in 93 % [18].

Die fetale Ultraschalluntersuchung beinhaltet in der Regel die Erfassung mehrerer biometrischer Daten. Neben dem schon erwähnten Bauchumfang werden auch der biparietale Durchmesser (BPD), der Kopfumfang (KU) und die Femurlänge (Fl) ermittelt. Diese Längen und Umfänge können durch die Verwendung von Formeln das fetale Schätzgewicht berechnen. Am weitesten verbreitet sind die Formeln nach *Shepard* [19] und *Hadlock* [20], die auch in den meisten Ultraschallgeräten installiert sind. Dennoch gibt es ca. drei Dutzend verschiedener Formeln zur fetalen Gewichtsschätzung, womit die Schwäche der Methode belegt wird [21].

In einem Vergleich der Formeln bei normalen Geburtsgewichten zeigte die Gewichtskalkulation nach *Hadlock* den kleinsten mittleren absoluten Fehler mit 8,6 % [22]. In einem Übersichtsartikel wurden die Ergebnisse zur Detektion einer fetalen

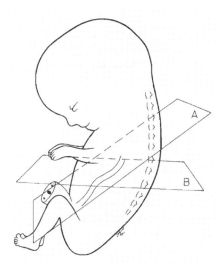

Abb. 1: Schematische Darstellung zur richtigen axialen Schnittebeneneinstellung (B) zur Bauchumfangsmessung des Feten. Längs der Nabelvene (A) ist der sogenannte Salami-Schnitt dargestellt, der den Bauchumfang zu groß erscheinen lässt.

Makrosomie mittels ultraschallgestützter Gewichtsschätzung zusammengefasst. 63 Studien flossen in das Review ein und die gepoolte Likelihood Ratio (LR) für die Detektion einer fetalen Makrosomie (Geburtsgewicht über 4000 g), ermittelt mit biometrischen Formeln, war 5,7. Ein sonografischer fetaler Bauchumfang von 36 cm oder mehr erhöhte die LR auf 6,9. Wurde die 90. Perzentile des Bauchumfangs als Grenzwert verwendet, sank die LR auf 4,2 [23].

Ein weiterer Übersichtsartikel von *Chauhan* und Mitarbeiter kommt zu sehr divergierenden Ergebnissen bei der sonografischen Diagnose einer fetalen Makrosomie ($\geq 4000$ g) [24]. Die Sensitivität variierte zwischen 12 % und 75 %, die Spezifität zwischen 68 % und 99 %, wobei verschiedene Formeln zur Gewichtsschätzung verwendet wurden. Mehrere Studien belegen, dass die Formeln zur fetalen Gewichtsschätzung für normal entwickelte Feten besser geeignet sind als für eine makrosome Entwicklung. In einer Publikation war die absolute Fehlerrate bei der Gewichtsschätzung 12,6 %, wenn das Geburtsgewicht über 4500 g lag. Die Fehlerrate sank auf 8,4 %, wenn das reelle Geburtsgewicht unter 4500 g lag [25]. *Benacerraf* und Mitarbeiter konnten zeigen, dass nur 50 % der Gewichtskalkulationen innerhalb der 10 %igen Fehlerrate lagen, wenn das Geburtsgewicht über 4500 g betrug. Wurden alle fetalen Gewichtsschätzungen betrachtet, hatten 74 % eine maximale 10 %ige Abweichung vom echten Geburtsgewicht [26]. Bei dem Gebrauch biometrischer Formeln zur Bestimmung des fetalen Schätzgewichtes wird das tatsächliche Geburtsgewicht oft unterschätzt.

Um die Genauigkeit der fetalen Gewichtsschätzung zu erhöhen, können serielle biometrische Messungen erfolgen, die eine individuelle pränatale Wachstumskurve ergeben. In einer Untersuchung von *Hedriana* und Mitarbeiter konnte durch wiederholte Messungen des fetalen Bauchumfangs ein Geburtsgewicht über der 90. Perzentile mit einer Sensitivität von 84 % und Spezifität von 100 % vorhergesagt werden [27].

Innovationen bei der sonografischen Bildgebung machten Ende der 90er Jahre die dreidimensionale Darstellung von fetalen Strukturen möglich. Man erhoffte sich dadurch eine präzisere fetale Gewichtsschätzung [28]. Die beste Formel zur Diagnose einer fetalen Makrosomie stellt eine Kombination aus zwei- und dreidimensionaler Biometrie dar [29, 30].

$$\begin{aligned} \text{Fetales Schätzgewicht} = &-1478{,}557 \\ &+ 7{,}242 \times \text{Oberschenkelvolumen} \\ &+ 13{,}309 \times \text{Oberarmvolumen} \\ &+ 852{,}998 \times \log_{10} \text{Bauchvolumen} \\ &+ 0{,}526 \times \text{BPD}^3 \end{aligned}$$

Dadurch konnte der mittlere absolute Fehler auf 6–7 % reduziert werden.

Bei der Verwendung jeglicher Formeln zur fetalen Gewichtsschätzung wird die Körperzusammensetzung der Ungeborenen ignoriert. Verschiedene Arbeiten haben sich mit der pränatalen Bestimmung von Weichteilgeweben beschäftigt. So kann beispielsweise das subkutane Fettgewebe am Oberarm[31], an der Schulter [32], am Oberschenkel [33] oder am Bauch des Feten [34] gemessen werden. *Chauhan* und Mitarbeiter fanden jedoch heraus, dass im Vergleich zu den herkömmlichen biometrischen Formeln zur fetalen Gewichtsschätzung die Hinzunahme des Ausmaßes von fetalen Weichteilen keinen Benefit zur pränatalen Detektion einer Makrosomie ergab [35].

Abschließend kann zur ultraschallgestützten pränatalen Diagnose einer Makrosomie gesagt werden, dass verschiedene Faktoren die Genauigkeit limitieren [17]:

» schlechte Sichtverhältnisse durch Oligohydramnion, maternale Adipositas, Mehrlinge oder ungünstige fetale Lage
» mangelnde Erfahrung des Untersuchers
» veraltete Ultraschallgeräte
» fetale Fehlbildungen (Gastroschisis, Omphalozele, Hydrozephalus), die zu veränderten biometrischen Messungen führen.

Die Fehlerbreite der sonografischen Gewichtsschätzung beträgt in Abhängigkeit vom tatsächlichen Kindsgewicht auch bei versierten Untersuchern bis zu 20 %.

## Überwachung von makrosomen Feten

Es gibt keinen einheitlichen Algorithmus, wie die pränatale Überwachung bei einer möglichen fetalen Makrosomie erfolgen sollte. Auch wenn die fetale Gewichtsschätzung, wie oben erwähnt, Schwächen bei der Genauigkeit aufweist, ist es dennoch sinnvoll, regelmäßige Ultraschalluntersuchungen des Feten durchzuführen. Fetales Wachstum kann nur durch serielle Messungen im Schwangerschaftsverlauf dargestellt werden. Im Besonderen sollte darauf geachtet werden, ob der Fetus seine individuelle Wachstumsperzentile verlässt. Es ist weiterhin empfehlenswert, dass mindestens zwei Wochen zwischen den einzelnen

Ultraschallmessungen liegen und, wenn möglich, jeweils derselbe Untersucher die Sonografie durchführt.

Schwangerschaften mit einer fetalen Makrosomie sind Risikoschwangerschaften. *Zhang* und Mitarbeiter publizierten aktuell Daten, in denen makrosome Feten mit einem Gewicht zwischen 4500 und 4999 g eine signifikant höhere Rate an intrauterinem Fruchttod aufwiesen [9]. Zum Ausschluss von fetalem Distress ist die Dopplersonografie geeignet. Die Evaluation der Fruchtwassermenge, die Plazentareife und das biophysikalische Profil sind weitere essenzielle Zusatzinformationen bei der Betreuung dieser Schwangerschaften.

## Management bei fetaler Makrosomie

Geburten von makrosomen Kindern sind Risikogeburten. Sie sollten in Perinatalzentren von erfahrenen Geburtshelfern durchgeführt werden. Mit folgenden maternalen und neonatalen Komplikationen muss häufiger gerechnet werden:

**Schulterdystokie:** Sie stellt die gefürchtetste geburtshilfliche Komplikation mit konsekutiver Plexusparese [36], Klavikulafraktur oder Asphyxie [37] dar. Mit steigendem Geburtsgewicht nimmt das Risiko einer Schulterdystokie zu (Tab. 2). Bei einem Geburtsgewicht von über 4500 g beträgt die OR 21 für eine Schulterdystokie im Vergleich bei einem normalen Geburtsgewicht [38]. Einerseits waren 75 % der Neugeborenen mit einer persistierenden Plexusparese makrosom und eine Schulterdystokie als Risikofaktoren vorhanden [39]. Andererseits kam es in ca. 30 % zu einer Plexusparese, auch wenn intrapartal keine

Schulterdystokie vorlag [36]. 50 % der Kinder mit einer persistierenden Plexusparese hatten ein Geburtsgewicht unter 4500 g [40].

**Asphyxie:** LGA-Neugeborene weisen eine signifikant höhere Rate an niedrigeren Apgar-Werten auf als Kinder mit einem normalen Geburtsgewicht [41].

**Perinatale Mortalität:** *Modanlou* und Mitarbeiter fanden bei Kindern mit einem Geburtsgewicht über 4500 g eine doppelt so hohe perinatale Mortalität wie bei normal schweren Kindern [42]. Zu einem vergleichbaren Ergebnis kam die Arbeitsgruppe um *Lackman*. Die perinatale Mortalität hatte eine OR von 2,3, wenn das Geburtsgewicht über der 97. Perzentile lag [43].

**Verstärkte postpartale Blutung:** Ein Geburtsgewicht von über 4000 g führt zu einem doppelt so hohen Risiko für einen peripartalen Blutverlust von mehr als einem Liter [44].

**Geburtswegsverletzungen:** Die Schwangeren sollten darüber aufgeklärt werden, dass bei einer vaginalen Geburt von makrosomen Neugeborenen (Geburtsgewicht 4000–4500 g) die Rate an Dammrissen vierten Grades um das Viereinhalbfache erhöht ist [45].

**Protrahierter Geburtsverlauf und sekundäre Sectio:** Die Wahrscheinlichkeit einer Schnittentbindung bei fetaler Makrosomie liegt etwa doppelt so hoch als bei eutroph entwickelten Feten [41].

Bei der Beratung von Schwangeren mit vermuteter fetaler Makrosomie sollten folgende Punkte bedacht werden: elektive primäre Sectio, Geburtseinleitung und abwartendes Verhalten mit Anstreben der vaginalen Geburt nach Einsetzen der spontanen Wehentätigkeit.

Die **primäre Sectio** bei möglicher fetaler Makrosomie wurde propagiert, um Geburtsverletzungen und frustrane Geburtsverläufe mit sekundären Sectiones zu vermeiden [46]. Unglücklicherweise ist die pränatale Detektionsrate der Makrosomie fehlerbehaftet [47]. Die meisten LGA-Feten haben ein gutes perinatales Outcome. Es müssten etwa 3700 elektive Kaiserschnitte bei einem fetalen Schätzgewicht ≥4500 g durchgeführt werden, damit ein Fall einer persistierenden Plexusparese verhindert werden kann [48]. Die primäre Sectio bei möglicher fetaler Makrosomie ist daher nicht allgemein zu empfehlen; ab einem Schätzgewicht > 4500 g wird die primäre Sectio als Entbindungsmodus kontrovers diskutiert [49].

Die **vorzeitige Geburtseinleitung** stellt eine weitere Interventionsmöglichkeit bei fetaler Makrosomie dar. Hintergrund dieses Managements ist der Aspekt, dass auch nach der 37. Schwangerschaftswoche der Fetus eine wöchentliche Gewichtszunahme von etwa 230 g aufweist [50]. Durch eine vorzeitige Geburtseinleitung sollen extreme Geburtsgewichte verhindert und damit die peripartale Komplikationsrate reduziert werden. Mehrere Beobachtungsstudien kamen zu dem Ergebnis, dass die Rate an Schnittentbindungen nach Geburtseinleitung mit 52 % und 57 % deutlich höher lag als nach konservativem Management (30 % bzw. 31 %) [51]. Ein Übersichtsartikel [52] und die Cochrane-Metaanalyse kamen zu dem Schluss, dass nach evidenzbasierter Datenlage eine vorzeitige Geburtseinleitung bei vermuteter fetaler Makrosomie die Sectiorate deutlich ansteigen lässt, ohne das perinatale Outcome zu verbessern [53].

Vom praxisorientierten, klinischen Aspekt aus gesehen ist für eine moderne Geburtsmedizin nicht allein die exakte pränatale Diagnose einer fetalen Makrosomie von Bedeutung, sondern eher die Vorhersage der damit assoziierten Komplikationen wie Schulterdystokien oder Plexusparesen. Diese sind allerdings nicht allein durch ein erhöhtes Geburtsgewicht determiniert, auch die komplexen mechanischen Interaktionen des Feten im maternalen Becken unter der Geburt spielen dabei eine große Rolle. Daher kann eine vermutete fetale Makrosomie, neben der geburtshilflichen Anamnese, den konstitutionellen maternalen Beckenverhältnissen und dem Geburtsverlauf nur ein Mosaikstein hinsichtlich der Vorhersage sein, ob es zu einem fetopelvinen Missverhältnis mit sekundärer Sectio kommt.

## Ausblick

Zukünftige Vermeidungsstrategien einer fetalen Makrosomie sollten die suffiziente Blutzuckereinstellung bei diabetischer Stoffwechsellage während der Schwangerschaft beinhalten. Weiterhin sollten Gewichtszunahmen von mehr als 18 kg während der Schwangerschaft vermieden werden oder der prägravide BMI unter 26 kg/m² liegen. Regelmäßige körperliche Aktivität bedeutet Prävention und Therapie des Gestationsdiabetes. Durch Aktivierung großer Muskelgruppen erfolgt eine kontinuierliche Verstoffwechselung des erhöhten Blutzuckers und damit eine verbesserte Glukoseutilisation und ein deutlicher Anstieg der zellulären Insulinsensitivität. Dadurch wird die Therapie des Gestationsdiabetes erleichtert bzw. seine

Folgen (Makrosomie, erhöhte Sectiorate, erhöhte Schulterdystokierate) werden verhindert [54]. Auch wenn bezüglich des perinatalen Outcomes noch keine Daten vorliegen, gilt: Wenn adipöse Schwangere Sport treiben, scheint dieser Ansatz für die Zukunft interessant zu werden [55, 56].

## Literatur

1. **American College of Obstetricians and Gynecologists.** ACOG Practice Bulletin Fetal Macrosomia 2000.
2. **Ventura SJ, Martin JA, Curtin SC, Mathews TJ, Park MM.** Births: final data for 1998. Natl Vital Stat Rep 2000; 48: 1–100.
3. **Johar R, Rayburn W, Weir D, Eggert L.** Birth weights in term infants. A 50-year perspective. J Reprod Med 1988; 33: 813–816.
4. **Boyd ME, Usher RH, McLean FH.** Fetal macrosomia: prediction, risks, proposed management. Obstet Gynecol 1983; 61: 715–722.
5. **Cogswell ME, Serdula MK, Hungerford DW, Yip R.** Gestational weight gain among average-weight and overweight women – what is excessive? Am J Obstet Gynecol 1995; 172: 705–712.
6. **Shapiro C, Sutija VG, Bush J.** Effect of maternal weight gain on infant birth weight. J Perinat Med 2000; 28: 428–431.
7. **O'Leary J, Leonetti HB.** Shoulder dystocia: prevention and treatment. Am J Obstet Gynecol 1990;162: 5–9.
8. **Gardosi J, Mongelli M, Wilcox M, Chang A.** An adjustable fetal weight standard. Ultrasound Obstet Gynecol 1995; 6: 168–174.
9. **Zhang X, Decker A, Platt RW, Kramer MS.** How big is too big? The perinatal consequences of fetal macrosomia. Am J Obstet Gynecol 2008; 198: 517 e1–6.
10. **Okun N, Verma A, Mitchell BF, Flowerdew G.** Relative importance of maternal constitutional factors and glucose intolerance of pregnancy in the development of newborn macrosomia. J Matern Fetal Med 1997; 6: 285–290.
11. **Klebanoff MA, Mills JL, Berendes HW.** Mother's birth weight as a predictor of macrosomia. Am J Obstet Gynecol 1985; 153: 253–257.
12. **Thomas P, Peabody J, Turnier V, Clark RH.** A new look at intrauterine growth and the impact of race, altitude, and gender. Pediatrics 2000; 106: E21.

13. **Brooke OG, Anderson HR, Bland JM, Peacock JL, Stewart CM.** Effects on birth weight of smoking, alcohol, caffeine, socioeconomic factors, and psychosocial stress. BMJ 1989; 298: 795–801.

14. **Ranzini AC, Day-Salvatore D, Turner T, Smulian JC, Vintzileos AM.** Intrauterine growth and ultrasound findings in fetuses with Beckwith-Wiedemann syndrome. Obstet Gynecol 1997; 89: 538–542.

15. **Dar P, Gross SJ.** Macrosomia: a genetic perspective. Clin Obstet Gynecol 2000; 43: 298–308.

16. **O'Reilly-Green C, Divon M.** Sonographic and clinical methods in the diagnosis of macrosomia. Clin Obstet Gynecol 2000; 43: 309–320.

17. **Dudley NJ.** A systematic review of the ultrasound estimation of fetal weight. Ultrasound Obstet Gynecol 2005; 25: 80–89.

18. **Jazayeri A, Heffron JA, Phillips R, Spellacy WN.** Macrosomia prediction using ultrasound fetal abdominal circumference of 35 centimeters or more. Obstet Gynecol 1999; 93: 523–526.

19. **Shepard MJ, Richards VA, Berkowitz RL, Warsof SL, Hobbins JC.** An evaluation of two equations for predicting fetal weight by ultrasound. Am J Obstet Gynecol 1982; 142: 47–54.

20. **Hadlock FP, Harrist RB, Sharman RS, Deter RL, Park SK.** Estimation of fetal weight with the use of head, body, and femur measurements – a prospective study. Am J Obstet Gynecol 1985; 151: 333–337.

21. **Combs CA, Rosenn B, Miodovnik M, Siddiqi TA.** Sonographic EFW and macrosomia: is there an optimum formula to predict diabetic fetal macrosomia? J Matern Fetal Med 2000; 9: 55–61.

22. **Pinette MG, Pan Y, Pinette SG, Blackstone J, Garrett J, Cartin A.** Estimation of fetal weight: mean value from multiple formulas. J Ultrasound Med 1999; 18: 813–817.

23. **Coomarasamy A, Connock M, Thornton J, Khan KS.** Accuracy of ultrasound biometry in the prediction of macrosomia: a systematic quantitative review. BJOG 2005; 112: 1461–1466.

24. **Chauhan SP, Grobman WA, Gherman RA, et al.** Suspicion and treatment of the macrosomic fetus: a review. Am J Obstet Gynecol 2005; 193: 332–346.

25. **Asylman O, Ouzounian, JG, Kjos, SL.** The accuracy of intrapartum ultrasonographic fetal weight estimation in diabetic pregnacies. Am J Obstet Gynecol 1997; 177: 503–506.

26. **Benacerraf BR, Gelman R, Frigoletto FD Jr.** Sonographically estimated fetal weights: accuracy and limitation. Am J Obstet Gynecol 1988; 159: 1118–1121.

27. **Hedriana HL, Moore TR.** A comparison of single versus multiple growth ultrasonographic examinations in predicting birth weight. Am J Obstet Gynecol 1994; 170: 1600–1604; discussion 1604–1606.

28. **Lee W, Comstock CH, Kirk JS, et al.** Birthweight prediction by three-dimensional ultrasonographic volumes of the fetal thigh and abdomen. J Ultrasound Med 1997; 16: 799–805.

29. **Schild RL, Fimmers R, Hansmann M.** Can 3D volumetric analysis of the fetal upper arm and thigh improve conventional 2D weight estimates? Ultraschall Med 1999; 20: 31–37.

30. **Schild RL, Fimmers R, Hansmann M.** Fetal weight estimation by three-dimensional ultrasound. Ultrasound Obstet Gynecol 2000; 16: 445–452.

31. **Sood AK, Yancey M, Richards D.** Prediction of fetal macrosomia using humeral soft tissue thickness. Obstet Gynecol 1995; 85: 937–940.

32. **Mintz MC, Landon MB, Gabbe SG, et al.** Shoulder soft tissue width as a predictor of macrosomia in diabetic pregnancies. Am J Perinatol 1989; 6: 240–243.

33. **Hill LM, Guzick D, Boyles D, Merolillo C, Ballone A, Gmiter P.** Subcutaneous tissue thickness cannot be used to distinguish abnormalities of fetal growth. Obstet Gynecol 1992; 80: 268–271.

34. **Petrikovsky BM, Oleschuk C, Lesser M, Gelertner N, Gross B.** Prediction of fetal macrosomia using sonographically measured abdominal subcutaneous tissue thickness. J Clin Ultrasound 1997; 25: 378–382.

35. **Chauhan SP, West DJ, Scardo JA, Boyd JM, Joiner J, Hendrix NW.** Antepartum detection of macrosomic fetus: clinical versus sonographic, including soft-tissue measurements. Obstet Gynecol 2000; 95: 639–642.

36. **Gherman RB, Ouzounian JG, Goodwin TM.** Obstetric maneuvers for shoulder dystocia and associated fetal morbidity. Am J Obstet Gynecol 1998; 178: 1126–1130.

37. **Baskett TF, Allen AC.** Perinatal implications of shoulder dystocia. Obstet Gynecol 1995; 86: 14–17.

38. **McFarland LV, Raskin M, Daling JR, Benedetti TJ.** Erb/Duchenne's palsy: a consequence of fetal macrosomia and method of delivery. Obstet Gynecol 1986; 68: 784–788.

39. **Gilbert WM, Nesbitt TS, Danielsen B.** Associated factors in 1611 cases of brachial plexus injury. Obstet Gynecol 1999; 93: 536–540.

40. **Gross T, Soko, lR, Williams, T, Thompsen K.** Shoulder dystocia: A fetalphysician risk. Am J Obstet Gynecol 1987; 156: 1408–1418.

41. **Spellacy WN, Miller S, Winegar A, Peterson PQ.** Macrosomia – maternal characteristics and infant complications. Obstet Gynecol 1985; 66: 158–161.

42. **Modanlou HD, Dorchester WL, Thorosian A, Freeman RK.** Macrosomia – maternal, fetal, and neonatal implications. Obstet Gynecol 1980; 55: 420–424.

43. **Lackman F, Capewell V, Richardson B, daSilva O, Gagnon R.** The risks of spontaneous preterm delivery and perinatal mortality in relation to size at birth according to fetal versus neonatal growth standards. Am J Obstet Gynecol 2001; 184: 946–953.

44. **Stones RW, Paterson CM, Saunders NJ.** Risk factors for major obstetric haemorrhage. Eur J Obstet Gynecol Reprod Biol 1993; 48: 15–18.

45. **Stotland NE, Caughey AB, Breed EM, Escobar GJ.** Risk factors and obstetric complications associated with macrosomia. Int J Gynaecol Obstet 2004; 87: 220–226.

46. **Parks DG, Ziel HK.** Macrosomia. A proposed indication for primary cesarean section. Obstet Gynecol 1978; 52: 407–409.

47. **Hall MH.** Guessing the weight of the baby. Br J Obstet Gynaecol 1996; 103: 734–736.

48. **Rouse DJ, Owen J, Goldenberg RL, Cliver SP.** The effectiveness and costs of elective cesarean delivery for fetal macrosomia diagnosed by ultrasound. JAMA 1996; 276: 1480–1486.

49. **Henriksen T.** The macrosomic fetus: a challenge in current obstetrics. Acta Obstet Gynecol Scand 2008; 87: 134–145.

50. **Ott WJ.** The diagnosis of altered fetal growth. Obstet Gynecol Clin North Am 1988; 15: 237–263.

51. **Weeks JW, Pitman T, Spinnato JA 2nd.** Fetal macrosomia: does antenatal prediction affect delivery route and birth outcome? Am J Obstet Gynecol 1995; 173: 1215–1219.

52. **Sanchez-Ramos L, Bernstein S, Kaunitz AM.** Expectant management versus labor induction for suspected fetal macrosomia: a systematic review. Obstet Gynecol 2002; 100: 997–1002.

53. **Irion O, Boulvain M.** Induction of labour for suspected fetal macrosomia. Cochrane Database Syst Rev 2000(2):CD000938.

54. **Bung P, Artal R, Khodiguian N, Kjos S.** Exercise in gestational diabetes. An optional therapeutic approach? Diabetes 1991; 40 Suppl 2: 182–185.

55. **Artal R.** Exercise and diabetes mellitus in pregnancy. A brief review. Sports Med 1990; 9: 261–265.

56. **Artal R.** Exercise and pregnancy. Clin Sports Med 1992; 11: 363–377.

# 5 Geburtshilfliche Komplikationen bei mütterlicher Adipositas bzw. fetaler Makrosomie

JOACHIM W. DUDENHAUSEN

Weltweit nimmt die Häufigkeit von Übergewicht und Adipositas seit Jahren ständig zu. So haben *Mokdad* et al. in den 1990er Jahren in den USA eine deutliche Zunahme verzeichnet [12]. Ähnliche Entwicklungen wurden in Europa, auch in Deutschland, berichtet [2, 11]. *Mensink* et al. fanden, dass inzwischen 70 % der Männer und 50 % der Frauen in Deutschland übergewichtig (BMI $\geq 25$ kg/m$^2$) oder adipös (BMI $\geq 30$ kg/m$^2$) sind.

Bemerkenswerterweise geht diesem Anstieg der Prävalenzen von Übergewicht und Adipositas ein Anstieg des Geburtsgewichts zeitlich etwas voraus. *Rooth* hat 2003 berichtet, dass zwischen 1978 und 1998 das mittlere Geburtsgewicht in mehreren europäischen Ländern deutlich zunahm [16]. Entsprechend nahm in dieser Zeit die Makrosomierate von Neugeborenen bis zu 25 % zu. *Catalano* et al. berichten von einem Anstieg des mittleren Geburtsgewichts in den USA zwischen 1975 und 2003 um 116 g [3].

Angesichts dieser Entwicklung stellt sich folgerichtig die Frage, ob und welche Einflüsse die Zunahme von Übergewicht und Adipositas der Mutter und die Zunahme des mittleren Geburtsgewichts sowie der Anzahl makrosomer Neugeborener auf die Schwangerschaft und die Geburt sowie auf das geburtshilfliche Management heute haben.

## Mütterliche Komplikationen

Die Inzidenz von Gestationshypertension und Präeklampsie ist bei Übergewicht und Adipositas deutlich erhöht: Für die Hypertension wird ein zwei- bis dreifaches Risiko, für die Präeklampsie ein drei- bis vierfaches Risiko beobachtet. Die Häufigkeit des Gestationsdiabetes nimmt bei steigendem BMI zu, bei adipösen Müttern wird mit einem etwa fünffachen Risiko gerechnet.

## Fetale Komplikationen

Fehlbildungen sind bei Übergewichtigkeit und Adipositas häufiger. In einer Case-Control-Studie, in der nach mütterlicher Ethnizität, Alter, Ausbildung, Rauchen, Alkoholgenuss und perikonzeptioneller Folsäureeinnahme adjustiert wurde, wiesen übergewichtige und adipöse Schwangere eine erhöhte Rate an Kindern mit Anenzephalie (Odds Ratio [OR] 2,3, 95 %-Konfidenzintervall [CI] 1,2–4,3), Spina bifida (OR 2,8, 95 %-CI 1,7–4,5) und isoliertem Hydrozephalus (OR 2,7, 95 %-CI 1,5–5,0) auf [1].

Das Risiko der Fehlgeburt und der wiederholten Fehlgeburt ist größer [10]. Der intrauterine Tod des Kindes ist etwa doppelt so häufig wie bei Normalgewichtigen, die Makrosomie des Neugeborenen wird häufiger gesehen. Das Leben des Erwachsenen wird durch das fetale Programming (siehe Kap. 6 sowie [15]) und das häufiger auftretende metabolische Syndrom entscheidend beeinflusst.

## Komplikationen während der Geburt

Die intra- und postpartalen Komplikationen zeigen sich in der höheren Rate an Schnittentbindungen. Während in einer normalgewichtigen Vergleichsgruppe eine Rate an Schnittentbindungen von 21 % gefunden wurde [7], betrug diese Rate bei Übergewichtigen 34 % und bei Adipösen 47 %. Ebenso fand sich eine höhere Rate an vaginal-operativen Entbindungen (8 % vs. 11 % vs. 17 %) und Schulterdystokien (1 % vs. 2 % vs. 2 %). Einige Autoren beschreiben eine höhere Rate von Dammrissen dritten und vierten Grades (31 % bei erhöhtem BMI) [7], andere konnten keinen signifikanten Anstieg dieser Dammrisse feststellen [18]. Klinisch wichtig ist, dass Kontraktionsschwächen des Uterus und atonische Nachblutungen häufiger sind.

Die Rate der Geburtseinleitungen ist größer, ebenso die Rate der frustranen Einleitungen (15 % vs. 8 %) [7]. *Pevzner* et al. haben nach multivariabler Analyse festgestellt, dass der mütterliche BMI ein signifikanter Prädiktor für den Oxytocinbedarf, die Dauer der Geburt und den Geburtsmodus bei der Geburtseinleitung ist [14].

## Komplikationen im Wochenbett

Übergewicht und Adipositas sind unabhängige Risikofaktoren für eine infektiöse Morbidität nach Schnittentbindung [9]. Gerade beim Bauchverschluss im Rahmen einer Schnittentbindung bei Übergewichtigen und Adipösen wurde der Wert der subkutanen Adaptationsnähte für eine geringere Rate von Wunddehiszenzen belegt [4].

Thromboembolische Erkrankungen im Wochenbett werden bei Übergewichtigen und Adipösen häufiger beobachtet [17]. Die Rate der stillenden Wöchnerinnen ist geringer [21], der Krankenhausaufenthalt ist bei übergewichtigen und adipösen Wöchnerinnen länger.

## Konsequenzen für die Schwangerenberatung

Die Überlegungen zum Einfluss und zur Bedeutung von Übergewicht und Adipositas der Mutter erzwingen die Berücksichtigung in der prägraviden Beratung der Frau und in der Schwangerenberatung [8, 13].

» Beim ersten Termin der Schwangerenberatung sollte der BMI (Größe und Gewicht vor der Schwangerschaft sowie aktuelles Gewicht) erfasst werden. Auch die Gewichtszunahme zwischen den Schwangerschaften sollte registriert werden. *Villamor* hat in einer großen prospektiven populationsbezogenen Studie zeigen können, dass der prädiktive Wert der Gewichtszunahme zwischen den Schwangerschaften für einen Gestationsdiabetes hoch ist [19]. Eine Frau mit einem BMI von 23 kg/m$^2$ vor der ersten Schwangerschaft und einer Gewichtszunahme von 6 kg vor der zweiten Schwangerschaft – und damit einem BMI von 25 kg/m$^2$ – zeigte nach seinen

Zahlen eine 100 %ige Wahrscheinlichkeit eines später auftretenden Gestationsdiabetes.

» Die Gewichtszunahme muss zu jedem Beratungstermin bestimmt und besprochen werden. Eine hohe Gewichtszunahme steigert das Risiko einer fetalen Makrosomie [6].

» Übergewichtige und adipöse Frauen sollten eine Beratung über einen gesunden Lebensstil (Ernährung, Bewegung), evtl. durch eine professionelle Ernährungsberatung, erhalten. Bei Essstörungen sollte eine psychosomatische/psychologische Beratung bedacht werden. Eine baldige Diagnostik der Kohlenhydrattoleranz sollte vorgesehen werden (oraler Glukosetoleranztest).

» Bei weiteren klinischen Risikofaktoren für thromboembolische Erkrankungen sollte eine Low-dose-Gabe niedermolekularer Heparine erwogen werden. Die Low-dose-Gabe von ASS (80–100 mg/d) bei übergewichtigen oder adipösen Schwangeren wird diskutiert [5], eine evidenzbasierte Empfehlung zu diesem Punkt ist bisher nicht möglich.

» Bei der Beratung einer übergewichtigen oder adipösen Frau vor einer Schwangerschaft sollte der Frau als prägravides Ziel der BMI von 20–25 kg/m$^2$ angeraten und eine Erhöhung (5 mg/Tag) der prä- und frühgraviden Folsäureeinnahme angesetzt werden.

## Eine nationale und internationale Aufgabe

Die Prävention von Übergewicht und Adipositas muss mit einfachen und effektiven Mitteln durchgeführt werden, sie ist – wie sich aus den Prävalenzdaten ergibt – eine internationale, interkontinentale, ja geradezu eine globale Aufgabe.

Hausärzte, Frauenärzte und Hebammen sind in einer guten Position, um Frauen und Schwangeren die Bedeutung des Lebensstils und die Wichtigkeit der Änderung von Ernährung und Bewegungsverhalten nahe zu bringen.

Einfluss muss genommen werden auf die Ernährungsindustrie, die Süßwarenindustrie, die Krankenversicherungen, das Schul- und Bildungswesen, auf die Regierungen zur steuerlichen Förderung von Obst und Gemüse und zur Förderung von cholesterinarmen, fettarmen und niedrigkalorischen Ernährungsmitteln. Versicherungen sollten spezielle Tarife für Mitglieder gestalten, die regelmäßige Sportübungen oder gesunden Lebensstil nachweisen können.

## Literatur

1. **Anderson JL, Waller DK, Canfild MA, Shaw GM, Watkins ML, Werler MM.** Maternal obesity, gestational diabetes, and central nervous system birth defects. Epidemiology 2005; 16: 87–92.
2. **Blissing S, Roloff R, Rehn M, Frambach T, Dietl J.** Prävalenz von Übergewicht und Adipositas bei Schwangeren an der Universitäts-Frauenklinik Würzburg und resultierende perinatale Ergebnisse – ein Vergleich zwischen 1980 und 2005. Geburtsh Frauenheilk 2008; 68: 159–164.
3. **Catalano P, Ashmead G, Presley L, Amini S.** The obesity cycle comes full circle: increasing trends in birth weight. 37$^{th}$ Annual Meeting of the DPSG of the EASD, Mykonos, Greece, 15–18 Sept 2005; abstract book: 30.
4. **Chelmov D, Rodriguez EJ, Sabatini MM.** Suture closure of subcutaneous fat and wound disruption after caesarean section: a meta-analysis. Obstet Gynecol 2004; 103: 974–980.
5. **Cnossen JS, Leeflang MM, de Hann, Mol BW, Van der Post JA, Khan KS.** Accuracy of body mass index in predicting preeclampsia;

bivariate meta-analysis. BJOG 2007; 114: 1477–1485.

6. **Dietz PM, Callghan WM, Sharma AJ.** High pregnancy weight gain and risk of excessive fetal growth. Am J Obstet Gynec 2009; 201: 51–53.

7. **Kabiru W, Raynor BD.** Obstetric outcomes associated with increase in BMI category during pregnancy. Am J Obstet Gynecol 2004; 191: 928–932.

8. **Kennedy R, Kingsland C, Rutherford A, Hamilton M, Ledger W.** Implementation of the NICE Guidelines – Recommendation from the British Fertility Society for National Criteria for NHS Funding of Assisted Conception. Leeds: British Fertility Society; 2006. www.fertility.org. uk/news/documents/Humanfertilitypaper.pdf.

9. **Krishnamoorthy U, Schram CMH, Hill SR.** Maternal obesity in pregnancy: is it time for meaningful research to inform preventive and management strategies? BJOG 2006; 113: 1134–1140.

10. **Lashen H, Fear K, Sturdee DW.** Obesity is associated with increased risk of first trimester and recurrent miscarriage: matched case control study. Hum Reprod 2004; 19: 1644–1646.

11. **Mensink GB, Lampert T, Bergmann E.** Übergewicht und Adipositas in Deutschland 1984–2003. Bundesgesundheitsbl Gesundheitsf Gesundheitssch 2005; 48: 1348–1356.

12. **Mokdad AH, Ford ES, Bowman BA.** Prevalence of obesity, diabetes and obesity-related health risk factors. JAMA 2003; 289: 76–79.

13. **National Institute for Health and Clinical Excellence, National Collaborating Centre for Primary Care.** Obesity: the prevention, identification, assessment and management of overweight and obesity in adults and children. London: NICE: 2006. www.nice.org.uk/ CG043fullguideline.

14. **Pevzner L, Powers BL, Rayburn WF, Rumney P, Wing DA.** Effects of maternal obesity on duration and outcomes of prostaglandin cervical ripening and labor induction. Obstet Gynecol 2009; 114: 1315–1321.

15. **Plagemann A.** Fetal programming and functional teratogenesis: on epigenetic mechanisms and prevention of perinatally acquired lasting health risks. J Perinat Med 2004; 32: 297–305.

16. **Rooth G.** Increase in birthweight: a unique biological event and an obstetrical problem. Eur J Obstet Gynecol Reprod Biol 2003; 106: 86–87.

17. **Stewart FM, Ramsey JE, Greer IA.** Obesity: impact on obstetric practice and outcome. Obstrician & Gynaecologist 2009; 11: 25–31.

18. **Usha KTS, Hemmadi J, Bethel J, Evans J.** Outcome of pregnancy in women with increased body mass index. BJOG 2005; 112: 768–772.

19. **Villamor E, Cnattinghaus S.** Interpregnancy weight change and risk of adverse pregnancy outcomes: a population-based stuady. Lancet 2006; 368: 1164–1170.

20. **Weiss JL, Malone FD, Emig D, Ball RH, Nyberg DA, Comstock CH.** Obesity, obstetric complications and cesarean delivery rates – a population based screening stuady. Am J Obstet Gynecol 2004; 190: 1091–1097.

21. **Yu CKH, Teoh TG, Robinson S.** Obesity in pregnancy. BJOG 2006; 113: 1117–1125.

61

# 6 Schwangerschaftsrisiko Adipositas – Konsequenzen für das Neugeborene

LUDWIG GORTNER

## Einleitung

Das globale Problem der Adipositas tritt am häufigsten in den industrialisierten Staaten auf, jedoch werden aus Schwellenländern mittlerweile ähnliche Prävalenzdaten angegeben, wie dies aus Mitteleuropa seit rund 20 Jahren berichtet wird. Daten der laufenden Dekade aus Deutschland belegen, dass mittlerweile bei rund 20 % der weiblichen Jugendlichen an der Schwelle zum reproduktionsfähigen Alter Übergewicht oder Adipositas, definiert als Body-Mass-Index (BMI) oberhalb des 90. bzw. 97. Perzentils (P90, P97) der Referenzdaten, beobachtet wird [18]. Wenn dieser Trend anhält, ist zu erwarten, dass bei Eintritt der genannten Population ins reproduktionsfähige Alter in rund 20–25 % aller Schwangerschaften Übergewicht oder Adipositas vorliegt. Parallel zu dieser Entwicklung muss befürchtet werden, dass die Häufigkeit des Gestationsdiabetes und anderer hierdurch bedingter sekundärer Störungen des Schwangerschaftsverlaufs ansteigen wird. Bei den betroffenen Neugeborenen werden als Folge dieser pathologischen intrauterinen metabolischen Situation Fehlbildungen sowie eine gestörte postnatale Adaptation zunehmend häufiger beobachtet werden [9].

Groß angelegte Präventionsprogramme waren bislang in diesem Rahmen ohne relevanten Effekt auf die steigende Rate der Adipositas während der Schwangerschaft, weshalb dieser Risikofaktor in das Zentrum der nachfolgenden Betrachtung gerückt werden soll und der Bezug zum Gestationsdiabetes bzw. zur Schwangeren mit präexistenter diabetischer Stoffwechsellage gerückt werden wird.

## Physiologie des fetalen Wachstums vor dem Hintergrund der intrauterinen Glukoseexposition

### Physiologie der Glukosekontrolle in der Frühschwangerschaft bis zu ca. 18 Schwangerschaftswochen

Hierbei hat sich konzeptionell die sog. *Pedersen*-Hypothese etabliert [28], welche besagt, dass die Hyperglykämie der Schwangeren zu einer gleichsinnigen Hyperglykämie des Feten führt. Da die Sekretionsleistung des Inselzellapparats des Feten erst zum Ende der 18. bis 20. Schwangerschaftswoche relevant wird, ist der Embryo bzw. Fetus in dem Zeitraum davor naturgemäß, besonders während der Embryonalperiode, schutzlos der Hyperglykämie ausgesetzt. Dies hat während der Embryonalperiode zur Konsequenz, dass es über die Glykolisierung zahlreicher Proteine, die im Rahmen von Organanlage und Differenzierung wirksame Regulationsfaktoren sind, zu einem steigenden Risiko von Fehlbildungen kommt. Hierbei sind die klassischen klinischen Zeichen der diabetischen Embryopathie zu berücksichtigen, die entweder als angeborene Herzfehler oder Neuralrohrdefekte sowie als kaudales Regressionssyndrom beschrieben sind [4]. Die neuere Literatur differenziert hierbei nicht mehr streng zwischen einer mütterlichen diabetischen Stoffwechsellage vor dem Beginn der Schwangerschaft, einem Gestationsdiabetes oder einer Adipositas. Vielmehr werden diese Störungen als ein Kontinuum mit steigendem Risiko für den Embryo bzw. Feten in Abhängigkeit von der Ausprägung der metabolischen Konsequenzen betrachtet [5].

Als Mediatoren der Störung der Signalwege, die den genannten Fehlbildungen zugrunde liegen, sind neben präexistenten genetischen Belastungsfaktoren die durch eine diabetische Stoffwechsellage induzierten funktionellen genetischen Veränderungen relevant [21]. So konnte in einer eleganten tierexperimentellen Studie an Mäusen gezeigt werden, dass die mit der diabetischen Embryopathie assoziierten Fehlbildungsmuster im Sinne eines Neuralrohrdefekts durch eine verminderte Expression des PAX-3-Gens verursacht werden können, wobei hierbei sowohl die Hyperglykämie als auch die Hypoxie und oxidativer Stress resultierend aus der Hyperglykämie für die verminderte Genaktiviät maßgeblich waren [19].

Für die molekulare Pathogenese angeborener Herzfehler wurde u.a. gezeigt, dass die pathologische Entwicklung des Endokardkissens und daraus resultierende Artrioventrikulardefekte durch eine reduzierte Aktivität des vaskulären Wachstumsfaktors (VEGF-A) induziert werden können. Beim Vorliegen einer Hyperglykämie kommt es

zu einer verminderten Expression von VEGF-A und dem entsprechenden Rezeptor, was eine Verminderung der Aktivität des Gens des Plättchen-/endothelialen Adhäsionsmoleküls (PECAM-1) bedingt und letztendlich zu einer reduzierten Aktivität einer Matrixmetalloproteinase (MMP-2) führt. Dies bedingt eine gestörte endotheliale/mesenchymale Transformation und damit eine verminderte Ausbildung des Endokardkissens, das eine zentrale Rolle in der Entwicklung artrioventrikularer septaler Strukturen spielt [7].

Bei einer Systembetrachtung in Expressionsprofilen konnte gezeigt werden, dass über die oben dargestellten Einzelgenanalysen hinaus eine ganze Reihe von Genen unter experimentellen hyperglykämen Bedingungen hinsichtlich ihrer Expression verändert sind. In Experimenten, die ebenfalls an der Maus durchgeführt wurden, konnte hierbei nachgewiesen werden, dass im Wesentlichen in Folge von oxidativem Stress und/oder Hypoxie mit Hyperglykämie, die üblicherweise im Rahmen von Schwangerschaften bei diabetischer Stoffwechsellage auftreten, ganze Gengruppen in ihrer Aktivität verändert sind. Hierzu gehören u.a. Gene, deren Produkte als Transkriptionsfaktoren, DNA-Bindungsfaktoren sowie im Rahmen der Signaltransduktion für die Organogenese eine zentrale Rolle spielen. Über diese Gengruppen hinaus wurden Veränderungen in Einzelgenen nachgewiesen, die neben der Fehlbildungsproblematik eine langfristige metabolische Programmierung bzw. Wachstumsmodifikation zur Konsequenz hatten [27].

Somit kann unser heutiges Wissen dahingehend zusammengefasst werden, dass es bei einer Adipositas bis hin zum Diabetes in der Schwangerschaft mit einer pathologischen Glukosehomöostase zu Veränderungen der Aktivität ganzer Gengruppen kommt, die ihrerseits in der Regulation der Organogenese besonders im Bereich der Modellierung des Herzens als auch bei der Differenzierung des Neuralrohrs Schlüsselfunktionen aufweisen. Diese Befunde sind erste Erklärungsmuster auf molekularer Basis für die beobachteten Fehlbildungen sowie für die Makrosomie.

In einer Metaanalyse konnte unter Ausschluss von Schwangerschaften mit diabetischer Stoffwechsellage ein signifikanter Zusammenhang zwischen Adipositas und Neuralrohrdefekten, Herzfehlern, anorektalen Fehlbildungen und Hydrocephalus beobachtet werden [34]. Die relativen Risiken (RR) lagen zwischen 1,5 und 1,9.

Weiterhin ist im Sinne einer fetalen Programmierung, besonders bei der Veränderung metabolisch determinierender Gene, eine epigenetische Prägung aus den Experimenten abzuleiten, die das metabolische Geschehen bei Betroffenen im Sinne einer pränatalen Programmierung mit hoher Wahrscheinlichkeit beeinflussen [9, 27].

Der weiteren Betrachtung vorangestellt werden soll die Überlegung, inwieweit das fetale Wachstum durch eine mütterliche Adipositas sowie einen Gestationsdiabetes beeinflusst wird. Hierzu wurden in den vergangenen zehn Jahren mehrere Arbeiten publiziert, die in verschiedenen Kollektiven, u.a. aus Israel, den Vereinigten Staaten – hierbei waren vorwiegend Latinopopulationen untersucht worden – sowie aus China zur Betrachtung herangezogen. Die wesentlichen Resultate dieser Studien lassen sich dahingehend zusammenfassen, dass ein Kontinuum prägravider Störungen im o.g. Sinne und dem Geburtsgewicht,

d.h. der Beeinflussung des fetalen Wachstums, nachweisbar sind. So konnten u.a. *Segal* et al. [33] beschreiben, dass das Geburtsgewicht hochsignifikant mit dem mütterlichen BMI korreliert war, wobei in die genannte Studie keine Schwangeren mit Gestationsdiabetes eingingen. In einer weiteren US-amerikanischen Studie an vorwiegend Angehörigen der Latinopopulation wurde sowohl der prägravide BMI als auch die Gewichtszunahme während der Schwangerschaft mit dem Geburtsgewicht sowie mit dem Risiko einer schwangerschaftsinduzierten Hypertonie korreliert [8]. Ähnliche Resultate publizierte die israelische Arbeitsgruppe von *Ben-Haroush* [1], die an 233 Frauen mit Gestationsdiabetes eine Korrelation der Blutzuckerwerte mit dem Risiko der Geburt eines makrosomen Kindes (definiert als Geburtsgewicht > P90; LGA) assoziieren konnte. Gleichsinnige Zusammenhänge wurden aus China publiziert [12].

Als hierbei gewichtigstes Argument für die Annahme eines Kontinuums von intrauteriner Glukoseexposition und fetaler Gewichtsentwicklung ist die HAPO-Studie [23] zu nennen, in die rund 24.000 Schwangere einbezogen wurden und deren Studienpopulation nach den jeweiligen Resultaten der Nüchternblutzuckermessung, des oralen Glukosetoleranztests sowie von biochemischen Variablen als Indikator der Glukosekontrolle aufgenommen und stratifiziert wurden.

Es zeigte sich sowohl für das Risiko der Geburt eines Kindes mit einem Gewicht > P90 als auch für das Risiko einer primären Sectio sowie für die Konzentration des C-Peptids im Nabelschnurblut, dass ein linearer Zusammenhang zwischen Nüchternblutzuckerspiegel, 1-Stunden-Wert und

2-Stunden-Wert nach Glukosebelastung der Schwangeren besteht. Aus diesem linearen Zusammenhang wird deutlich, dass es keinen echten Schwellenwert der pathologisch erhöhten Glukosekonzentration gibt. Vielmehr korreliert – unter den vorgestellten Testbedingungen – das Risiko eines pathologisch erhöhten fetalen Wachstums direkt mit der mütterlichen Glukosekonzentration, besonders im letzten Trimenon.

Aus dieser sowie den zuvor dargestellten Studien lässt sich ableiten, dass für das gesamte Spektrum von leichter Adipositas bis hin zu einer manifesten diabetischen Erkrankung der Schwangeren das Risiko der fetalen Wachstumsstörung mit dem pathologischen Glukoseangebot an den Feten, d.h. der maternen Glukosehomöostase, korreliert [23].

### Weitere Determinanten des Geburtsgewichts

Neben der Stellgröße des Glukoseangebots in utero sind weitere genetisch determinierende Faktoren wirksam, die unter physiologischen Bedingungen regulierend auf das Geburtsgewicht einwirken. So sind im Wesentlichen die Dauer der Schwangerschaft, die Körpergröße bzw. der BMI der Mutter sowie deren Geburtsgewicht relevante Variablen, die durch genetische, aber auch epigenetische Komponenten das Geburtsgewicht beeinflussen. Die Wichtigkeit genetischer Faktoren konnte in Studien an monozygoten und dizygoten Zwillingen belegt werden. Schätzungen zum Ausmaß der genetischen Determinierung des Geburtsgewichts liegen zwischen 40 % und 70 % [20, 26]. Hierbei ist kein statischer genetischer Beitrag zu den Geburtsgewichten in der Literatur berichtet, sondern die

Abhängigkeit ist im Sinne einer epigenetischen Prägung der Mutter mit Weitergabe dieser Faktoren an die Nachkommen variabel.

Unter deterministischen Gesichtspunkten sind das mütterliche uterine Kompartiment und das Sauerstoffangebot limitierende Faktoren für das intrauterine Wachstum, was u.a. aus geburtsmechanischen Gründen nachvollziehbar ist. Es liegen die mittleren Geburtsgewichte auf Meereshöhe lebender Populationen deutlich höher, als dies für genetisch identische Kohorten, die in den Anden auf über 2000 m Höhe leben, beschrieben ist [10]. Auch ist das Geburtsgewicht abhängig von der Parität: Die ersten Kinder sind signifikant leichter als die jeweils nachgeborenen und ergänzen den säkulären Trend der Entwicklung des Geburtsgewichts [31].

Diese skizzenhaft dargestellten Mechanismen der Regulation des Geburtsgewichts werden, wie oben dargestellt, durch mütterliche Faktoren modifiziert. Eine Verminderung des genetisch determinierten Geburtsgewichts wird besonders deutlich durch mütterliche Fehlernährung oder Substanzabusus, z.B. Rauchen während der Schwangerschaft, induziert. Daneben können mütterliche Erkrankungen wie z.B. die schwangerschaftsinduzierte Hypertonie mit konsekutiver Plazentainsuffizienz zur Verminderung des Geburtsgewichts führen [30].

## Konsequenzen der veränderten Glukosehomöostase bei Adipositas in der Schwangerschaft

Die Beziehung der Glukosehomöostase während der Schwangerschaft zum Geburtsgewicht wurde oben ausführlich dargestellt. Es soll nachstehend die postnatale Periode unter den Aspekten der kardiopulmonalen Adaptation, metabolisch-endokrinen Konsequenzen sowie hämatologischen Probleme dargestellt werden. Dies beinhaltet, dass bei fehlenden Daten für Schwangerschaften mit Adipositas wiederum auf solche evaluiert an Schwangerschaften mit prädiabetischer bzw. diabetischer Stoffwechsellage zurückgegriffen werden wird.

## Kardiopulmonale Probleme

Bei strukturell regelrechter Herzentwicklung in utero kann in Abhängigkeit der Störung der intrauterinen Glukosehomöostase eine Septumhypertrophie beim Neugeborenen auftreten. Als wesentliche Ursache der bis zu einer hämodynamischen Dekompensation im Sinne des kardiogenen Schocks führenden kardialen Symptomatik ist eine zu geringe diastolische Füllung beider Ventrikel zu nennen. Die wesentliche Ursache der Septumhypertrophie wird durch eine selektiv erhöhte Speicherung von Glykogen im Septumbereich sowie im Myokard der Systemventrikel angegeben. Als eine Ursache hierfür wird die hohe Dichte von Rezeptoren für den insulinartigen Wachstumsfaktor 1 (IgF-1) vermutet. Der insulinartige Wachstumsfaktor ist der bedeutendste Mediator des intrauterinen Wachstums während der zweiten Hälfte der Schwangerschaft. IgF-1 steigt bei Hyperglykämie konsekutiv der fetalen Insulinerhöhung an. Da die Störung im Wesentlichen auf einer verminderten diastolischen Funktion des Myokards beruht, ist hierbei die Therapie beim Schock in Form von Volumengabe sowie Applikation von Betarezeptorenblockern bei Beachtung einer

strikten Glukosehomöostase als Standard anzusehen [14, 32].

Hinsichtlich der postnatalen pulmonalen Adaptation ist die intrauterin gestörte Glukosehomöostase ebenso von tragender Bedeutung. Es konnte nachgewiesen werden, dass unter experimentellen Bedingungen ein Hyperinsulinismus als Folge einer erhöhten Glukosexposition zu einer verzögerten Lungenreifung führt, da Insulin sowohl auf die Lungendifferenzierung als auch auf die Typ-II-Zellen im Rahmen der Surfactant-Lipidsynthese inhibitorisch wirkt. Daher ist in Abhängigkeit vom Ausmaß und von der Zeitdauer der genannten Störung eine Diskrepanz der Lungenentwicklung zum pathologisch gesteigerten Körperwachstum zu verzeichnen, was weiterhin für die postnatale pulmonale Adaptation erschwerend wirkt [2]. Darüber hinaus wird diskutiert, inwieweit die pulmonale Disposition von Glykogen im Septumbereich und Störungen der Surfactant-Proteinbildung als weitere Komponente den Gasaustausch und damit die postnatale pulmonale Adaptation stören [13, 29].

Es ist daher zusammenfassend für die kardiopulmonale postnatale Adaptation festzuhalten, dass beide Systeme bedingt durch eine Beeinträchtigung der intrauterinen Glukosehomöostase gestört sein können, besonders sind bei gleichzeitiger Kompromittierung schwere postnatale kardiopulmonale Adaptationsstörungen regelhaft. Darüber hinaus ist das Risiko einer Erhöhung des Drucks im kleinen Kreislauf bis hin zur pulmonal-hypertensiven Krise als Sekundärkomplikation beschrieben [36].

## Störungen der endokrin-metabolischen postnatalen Adaptation

Die pathophysiologische Grundlage für die Störungen der metabolisch-endokrinen Adaptation liegt, wie oben dargestellt, in der pathologisch erhöhten Glukoseexposition mit konsekutivem fetalem Hyperinsulinismus begründet. Beim Durchtrennen der Nabelschnur kommt es zum abrupten Abfall der externen Glukosezufuhr auf null, weshalb die endogene Glykogenolyse bei fehlender enteraler Zufuhr unmittelbar gestartet werden muss [6]. Bei persistierender hoher Insulinkonzentration im Sinne einer verzögerten Herabregulation drohen Hypoglykämien, die bei symptomatischer Klinik mit dem Risiko neurologischer Langzeitfolgen einhergehen [35].

Somit ist insbesondere bei makrosomen Neugeborenen eine engmaschige Kontrolle der Glukosekonzentrationen essenziell, um deletäre Spätfolgen in der psychomotorischen Entwicklung zu vermeiden [22]. Hierbei gelten mit rund 45 mg/dl niedrigere Grenzwerte für die Serumglukosekonzentration als im späteren Kindes- und Erwachsenenalter. Dies ist begründet durch die Fähigkeit des neonatalen Gehirns, auch alternative Brennstoffe wie Ketonkörper, Fettsäuren und Aminosäuren zu utilisieren [22].

## Hämatologische Manifestation bei Adipositas während der Schwangerschaft

In Analogie zu den pathogenetischen Abläufen bei Schwangerschaftsdiabetes kommt es in Folge der Hyperglykämie und Hypoxie bei den genannten Störungen neben einer Regulation über IgF-1 zu einer Aktivierung des erythropoietischen Systems [15]. Hierbei ist der Weg ähnlich wie bei Schwangerschaften mit intrauteriner Wachstumsrestriktion, resultierend aus einem Missverhältnis von Sauerstoffbedarf zu Sauerstoffangebot bei dann makrosomen Feten. Die Ausschüttung von Erythropoietin führt zu einer verstärkten Erythropoese, was sich in Form einer Erhöhung des Hämatokrits bis hin zum sogenannten Hyperviskositätssyndrom festmacht. Eine Korrelation von neonatalen Hämatokritwerten und der mütterlichen Stoffwechsellage konnte nachgewiesen werden [24].

Die Kombination von intrauteriner Hypoxie bei Hyperglykämie und Makrosomie sowie das erhöhte Risiko postnataler kardiopulmonaler Adaptationsstörungen bedingen, dass bei Neugeborenen nach gestörter Glukosehomöostase in der Schwangerschaft pulmonalhypertensive Störungen die postnatale Adaptation weiter beeinträchtigen können. Diese Störung ist besonders dann relevant, wenn scheinbar gesunde, kräftige – makrosome – Neugeborene mit primär hochrosigem Kolorit bei einer Plethora nach dem Verbrauch initialer Surfactantreserven in einen Surfactantmangel bei eingeschränkter Funktion der Typ-II-Pneumozyten mit konsekutiver Gasaustauschstörung gelangen. Daher ist wie unter den o.g. Gesichtspunkten der diabetischen Fetopathie eine enge Überwachung des makrosomen Neugeborenen bei materner Adipositas bzw. diabetischer Stoffwechsellage besonders hinsichtlich der kardiopulmonalen Adaptation dringlich, um hier schwerwiegende kardiopulmonale Erkrankungen rechtzeitig zu diagnostizieren und therapeutisch anzugehen.

Bedingt durch die Plethora ist weiterhin jenseits der ersten 48 bis 72 Lebensstunden ein Ikterus gravis zu antizipieren, da die erhöhte Erythrozytenmasse die Konjugationskapazität des Bilirubins der Leber überschreitet [15].

Es ergibt sich somit zusammenfassend für die Klinik, dass bei dem oben geschilderten Kontinuum der gestörten intrauterinen Glukosehomöostase durch Erkrankungen der Schwangeren für den intrauterinen und postnatalen Verlauf Störungen von angeborenen Fehlbildungen bis zur Makrosomie resultierend in Risiken für die postnatale Adaptation zu antizipieren sind. Nicht näher eingegangen wird hier auf Beeinträchtigungen der Kalzium- und Magnesiumhomöostase, da diese insgesamt prognostisch nicht den hohen Stellenwert der zuvor angesprochenen Krankheitsentitäten haben.

Hinsichtlich der zentralen Problematik des intrauterinen Wachstums im Sinne einer Makrosomie ist über die absolute Mehrzahl der Studien hinweg eine enge Korrelation von mütterlichem HbA1c-Wert und dem Ausmaß der fetalen Makrosomie zu erwarten. Daher ist die Kommunikation innerhalb von Perinatalzentren, in denen solche Risikoschwangerschaften betreut werden sollen, nicht nur hinsichtlich der akuten Glukosehomöostase der Schwangeren dringlich, sondern auch weitere Informationen u.a. zum Verlauf des intrauterinen Wachstums, zu den mütterlichen HbA1c-Werten sowie zu etwaigen weiteren intrauterin auffälligen Befunden des sonografischen Screenings unabdingbar. Die prägraviden HbA1c-Konzentrationen sind beim Typ-2-Diabetes prädiktiv für das Geburtsgewicht, während beim Typ-1-Diabetes dieses stärker für die HbA1c-Daten während der Schwangerschaft gilt [25].

## Perinatales Mortalitätsrisiko und materne Adipositas bzw. Diabetes

Untersuchungen aus den 1990er Jahren zum Zusammenhang des Risikos der perinatalen Sterblichkeit und des prägraviden Gewichts sowie des Gewichtsverlaufs während der Schwangerschaft wurden in kleineren Fallserien mit uneinheitlichen Resultaten publiziert. Die größten im laufenden Jahrzehnt publizierten Studien wurden in Skandinavien ausgearbeitet. Einerseits wurde an einer dänischen Kohorte von insgesamt knapp 25.000 Schwangerschaften ein hochsignifikanter Zusammenhang zwischen prägravidem Übergewicht bzw. Adipositas und dem Risiko der Totgeburt bzw. des frühen neonatalen Todes beschrieben. Dabei zeigte sich eine mehr als Verdopplung des Risikos einer Totgeburt (RR 2,8; 95%-Konfidenzintervall [95%-CI] 1,5–5,3) sowie für die neonatalen Todesfälle ein RR von 2,6 (95%-CI, weitere 1,2–5,8). Diese Studiendaten wurden für materne und neonatale Risikofaktoren adjustiert. Hier sind u.a. das Rauchverhalten der Schwangeren, Genussmittelaufnahme, Alter, Gewicht, Parität sowie Geschlecht des Kindes und soziale Faktoren zu nennen. Ebenso war nach Ausschluss von Schwangeren mit hypertensiven Erkrankungen sowie Diabetes mellitus ein gleichartiger Zusammenhang mit identischer Signifikanz nachweisbar [17].

Ähnliche Daten werden von einer Kohorte aus Schweden mit insgesamt 16.000 Probanden berichtet, in der Schwangere mit einem BMI > 35 kg/m² mit etwa zehn bis zwölf Schwangerschaftswochen einbezogen wurden. Wie in der dänischen Studie konnte auch in dieser Studie der Zusammenhang zwischen der Häufigkeit von Totgeburten mit einem RR von 2,8 (1,94–4,02) sowie einem RR des neonatalen Todes von 3,4 (2,07–5,63) und der mütterlichen Adipositas am Ende des ersten Trimenons bestätigt werden [3].

Jüngst publizierte Daten [16] aus Großbritannien bekräftigen die skandinavischen Daten und belegen daher eindrucksvoll die erhöhten Risiken resultierend aus einer maternen Adipositas. Auffallend ist bei beiden skandinavischen Studien, dass eine deutliche Tendenz bzw. ein statistisch signifikanter Zusammenhang zur Geburt eines postmaturen Kindes in Abhängigkeit von der mütterlichen Adipositas besteht. Dies könnte ein Teil der Erklärung für die beschriebene Erhöhung des Risikos des intrauterinen Fruchttodes und frühen neonatalen Mortalität sein.

Bei der Analyse der Subgruppe von Schwangeren mit Gestationsdiabetes (n = 3954) sowie Schwangeren mit präkonzeptionellem Diabetes mellitus (n = 3351) im Vergleich zu knapp 890.000 Kontrollen mit regelrechter Glukosehomöostase konnte einer Erhöhung des Risikos des intrauterinen Fruchttodes mittels Daten aus der niedersächsischen Perinatalerhebung belegt werden. Darüber hinaus zeigen die genannten Daten, dass das Risiko des intrauterinen Fruchttodes proportional zur Makrosomie des Fetus, bezogen auf das Gestationsalter, ist [11].

Die vorgenannten Daten bestätigen erneut die Notwendigkeit der Prävention einer Adipositas sowie einer sorgfältigen Kontrolle auch der präkonzeptionellen Stoffwechselführung bei diabetischen Schwangeren, um perinatale Todesfälle zu vermeiden und damit insgesamt die perinatale Sterblichkeit weiter zu senken.

## Schlussfolgerungen

Die demografische Entwicklung in den Staaten Mitteleuropas lässt für die Perinatologie bei einer zunehmenden Zahl von Schwangeren mit Störungen der Glukosehomöostase erwarten, dass die oben dargestellten Probleme häufiger als bisher in der Schwangerenbetreuung sowie der Geburtsmedizin und Neonatologie auftreten werden. Zur Vermeidung gravierender, schon jetzt absehbarer Konsequenzen für das gesamte Gesundheitssystem erscheint es daher obligat, präventive Programme zu entwickeln, die neben der allgemeinen Adipositasvermeidung bzw. deren Therapie auf eine gezielte Fokussierung auf Risikogruppen, d.h. weibliche Heranwachsende sowie im geburtsfähigen Alter befindliche Frauen gerichtet sind.

Die skizzenhafte Verwendung der hier dargestellten medizinischen Daten kann hilfreich sein, auch für Laien nachvollziehbare pathophysiologische Sequenzen zu benennen und diese in präventive Projekte aufzunehmen. Dies ist umso dringlicher, als die dargestellten Zusammenhänge nicht nur kurz wirksame Komplikationen bewirken, sondern deren Konsequenzen im Sinne epigenetischer Prägungsmuster langfristige und dauerhafte Risiken beinhalten.

### Literatur

1. **Ben-Haroush A, Hadar E, Chen R, Hod M, Yogev Y.** Maternal obesity is a major risk factor for large-for-gestational-infants in pregnancies complicated by gestational diabetes. Arch Gynecol Obstet 2009; 279: 539–543.
2. **Bourbon JR, Farrell PM.** Fetal lung development in the diabetic pregnancy. Pediatr Res 1985; 19: 253–267.
3. **Cedergren MI.** Maternal morbid obesity and the risk of adverse pregnancy outcome. Obstet Gynecol 2004; 103: 219–224.

4. **Chung CS, Myrianthopoulos NC.** Factors affecting risks of congenital malformations. I. Analysis of epidemiologic factors in congenital malformations. Report from the Collaborative Perinatal Project. Birth Defects Orig Artic Ser 1975; 11: 1–22.

5. **Corrigan N, Brazil DP, McAuliffe F.** Fetal cardiac effects of maternal hyperglycemia during pregnancy. Birth Defects Res A Clin Mol Teratol 2009; 85: 523–530.

6. **Cowett RM, Farrag HM.** Selected principles of perinatal-neonatal glucose metabolism. Semin Neonatol 2004; 9: 37–47.

7. **Enciso JM, Gratzinger D, Camenisch TD, Canosa S, Pinter E, Madri JA.** Elevated glucose inhibits VEGF-A-mediated endocardial cushion formation: modulation by PECAM-1 and MMP-2. J Cell Biol 2003; 160: 605–615.

8. **Fortner RT, Pekow P, Solomon CG, Markenson G, Chasan-Taber L.** Prepregnancy body mass index, gestational weight gain, and risk of hypertensive pregnancy among Latina women. Am J Obstet Gynecol 2009; 200: 167.

9. **Gluckman PD, Hanson MA, Cooper C, Thornburg KL.** Effect of in utero and early-life conditions on adult health and disease. N Engl J Med 2008; 359: 61–73.

10. **Gonzales GF, Tapia V.** Birth weight charts for gestational age in 63,620 healthy infants born in Peruvian public hospitals at low and at high altitude. Acta Paediatr 2009; 98: 454–458.

11. **Gunter HH, Tzialidou I, Scharf A, Wenzlaff P, Maul H, Hillemanns P.** Intrauterine fetal death in pregnancies of women with preconceptional and gestational diabetes mellitus and of women without glucose tolerance disorders. Results of the perinatal registry of Lower Saxony, Germany. Z Geburtshilfe Neonatol 2006; 210: 193–199.

12. **Guosheng L, Hongmei S, Chuan N, Haiying L, Xiaopeng Z, Xianqiong L.** The relationship of serum AGE levels in diabetic mothers with adverse fetal outcome. J Perinatol 2009; 29: 483–488.

13. **Hallman M, Glumoff V, Ramet M.** Surfactant in respiratory distress syndrome and lung injury. Comp Biochem Physiol A Mol Integr Physiol 2001; 129: 287–294.

14. **Hayati AR, Cheah FC, Yong JF, Tan AE, Norizah WM.** The role of serum insulin-like growth factor I (IGF-I) in neonatal outcome. J Clin Pathol 2004; 57: 1299–1301.

15. **Jones CW.** Gestational diabetes and its impact on the neonate. Neonatal Netw 2001; 20: 17–23.

16. **Khashan AS, Kenny LC.** The effects of maternal body mass index on pregnancy outcome. Eur J Epidemiol 2009; 24: 697–705.

17. **Kristensen J, Vestergaard M, Wisborg K, Kesmodel U, Secher NJ.** Pre-pregnancy weight and the risk of stillbirth and neonatal death. BJOG 2005; 112: 403–408.

18. **Kurth BM, Schaffrath RA.** The prevalence of overweight and obese children and adolescents living in Germany. Results of the German Health Interview and Examination Survey for Children and Adolescents (KiGGS). Bundesgesundheitsblatt Gesundheitsforschung Gesundheitsschutz 2007; 50: 736–743.

19. **Li R, Chase M, Jung SK, Smith PJ, Loeken MR.** Hypoxic stress in diabetic pregnancy contributes to impaired embryo gene expression and defective development by inducing oxidative stress. Am J Physiol Endocrinol Metab 2005; 289: E591–E599.

20. **Little RE, Sing CF.** Genetic and environmental influences on human birth weight. Am J Hum Genet 1987; 40: 512–526.

21. **Loeken MR.** Advances in understanding the molecular causes of diabetes-induced birth defects. J Soc Gynecol Investig 2006; 13: 2–10.

22. **Maayan-Metzger A, Lubin D, Kuint J.** Hypoglycemia rates in the first days of life among term infants born to diabetic mothers. Neonatology 2009; 96: 80–85.

23. **Metzger BE, Lowe LP, Dyer AR, et al.** Hyperglycemia and adverse pregnancy outcomes. N Engl J Med 2008; 358: 1991–2002.

24. **Nelson SM, Freeman DJ, Sattar N, Lindsay RS.** Erythrocytosis in offspring of mothers with Type 1 diabetes – are factors other than insulin critical determinants? Diabet Med 2009; 26: 887–892.

25. **Olmos PR, Raya-Del-Pino AP, Gonzalez-Carvello CA, et al.** Near-optimal glycemic control in Chilean women with pregestational type-2 diabetes: persistent macrosomia relates to maternal pre-pregnancy overweight. Diabetes Res Clin Pract 2009; 85: 53–60.

26. **Ounsted M, Scott A, Moar VA.** Constrained and unconstrained fetal growth: associations with some biological and pathological factors. Ann Hum Biol 1988; 15: 119–129.

27. **Pavlinkova G, Salbaum JM, Kappen C.** Maternal diabetes alters transcriptional programs in the developing embryo. BMC Genomics 2009; 10: 274.

28. **Pedersen J.** The pregnant diabetic and her newborn: problems and management. 2 ed., Baltimore: Williams & Wilkins, 1977.

29. **Piazze JJ, Anceschi MM, Maranghi L, Brancato V, Marchiani E, Cosmi EV**. Fetal lung maturity in pregnancies complicated by insulin-dependent and gestational diabetes: a matched cohort study. Eur J Obstet Gynecol Reprod Biol 1999; 83: 145–150.

30. **Rasmussen S, Irgens LM.** History of fetal growth restriction is more strongly associated with severe rather than milder pregnancy-induced hypertension. Hypertension 2008; 51: 1231–1238.

31. **Rooth G.** Increase in birthweight: a unique biological event and an obstetrical problem. Eur J Obstet Gynecol Reprod Biol 2003; 106: 86–87.

32. **Russell NE, Foley M, Kinsley BT, Firth RG, Coffey M, McAuliffe FM.** Effect of pregestational diabetes mellitus on fetal cardiac function and structure. Am J Obstet Gynecol 2008; 199: 312–317.

33. **Segal P, Hamilton JK, Sermer M, et al.** Maternal obesity and familial history of diabetes have opposing effects on infant birth weight in women with mild glucose intolerance in pregnancy. J Matern Fetal Neonatal Med 2008; 21: 73–79.

34. **Stothard KJ, Tennant PW, Bell R, Rankin J.** Maternal overweight and obesity and the risk of congenital anomalies: a systematic review and meta-analysis. JAMA 2009; 301: 636–650.

35. **Vannucci RC, Vannucci SJ.** Hypoglycemic brain injury. Semin Neonatol 2001; 6: 147–155.

36. **Vela-Huerta M, Guilera-Lopez A, Arcon-Santos S, Amador N, Na-Valenzuela C, Heredia A.** Cardiopulmonary adaptation in large for gestational age infants of diabetic and non-diabetic mothers. Acta Paediatr 2007; 96: 1303–1307.

# 7 Adipositas und perinatale Programmierung

THOMAS HARDER, ELKE RODEKAMP, KAREN SCHELLONG, JOACHIM W. DUDENHAUSEN, ANDREAS PLAGEMANN

## Einleitung

Nahezu weltweit nehmen schon seit längerem die Prävalenzen von Übergewicht und daraus resultierenden diabetischen und kardiovaskulären Erkrankungen epidemieartig zu. So stieg in den USA die Adipositashäufigkeit bei Erwachsenen zwischen 1960 und 2002 von 13 % auf 31 %, die Übergewichtshäufigkeit von 45 % auf 65 % an [12]. Besonders beunruhigend sind die starken Prävalenzanstiege bereits im Kindesalter, die dazu führten, dass mittlerweile jedes sechste US-amerikanische Kind im Alter von 9 bis 19 Jahren übergewichtig ist [21]. In den meisten europäischen Ländern kam es in diesem Zeitraum ebenfalls zu einer drastischen Zunahme der Übergewichtshäufigkeiten, auch in Deutschland [2]. So zeigen die Daten des ersten deutschen Kinder- und Jugendgesundheitssurveys (KIGGS), dass in Deutschland bereits 15 % der Kinder und Jugendlichen im Alter von 3 bis 17 Jahren übergewichtig sind [25].

Übergewicht stellt den Hauptrisikofaktor für Typ-2-Diabetes-mellitus und kardiovaskuläre Erkrankungen bis hin zu Herzinfarkt und Schlaganfall dar. Daher ist es nicht verwunderlich, dass es parallel zur oben genannten Zunahme der Übergewichts- und Adipositashäufigkeiten auch zu einem Anstieg der Typ-2-Diabetesprävalenzen gekommen ist [30], der mittler-

weile sogar die Altersgruppen der Kinder und Jugendlichen betrifft [1]. Dies galt noch vor wenigen Jahren als Rarität.

Angesichts langwieriger, belastender und insbesondere im Fall der Adipositas frustraner Therapieoptionen, verbunden mit einer bereits heute enormen und in Zukunft noch dramatisch steigenden Kostenbelastung der öffentlichen Gesundheitssysteme, wächst die Notwendigkeit, Präventionsmöglichkeiten zu erschließen, insbesondere solche der Primärprävention. Epidemiologische, klinische und experimentelle Studien haben vermehrt Hinweise darauf erbracht, dass insbesondere die Ernährung während der pränatalen und frühkindlichen Entwicklung einen entscheidenden, dauerhaften, geradezu „prägenden" Einfluss auf die spätere Entstehung von Übergewicht, Typ-2-Diabetesmellitus und hiermit assoziierte kardiovaskuläre Erkrankungen haben kann. In diesem Zusammenhang wurden vor allem Daten zum Einfluss einer mütterlichen Adipositas und/oder eines mütterlichen Diabetes mellitus während der Schwangerschaft auf die Entwicklung des Kindes erhoben. Darüber hinaus wurde die Rolle der Energiezufuhr bzw. Art der Ernährung während der neonatalen und frühkindlichen Entwicklung vor allem unter Fokussierung auf die Langzeitwirkungen des Stillens analysiert. Beide Aspekte sind Kernbestandteile eines relativ jungen For-

72

schungsgebiets, welches sich mit der „perinatalen Programmierung" von Gesundheit und Krankheit im späteren Leben befasst und seit einigen Jahren international zunehmend als Forschungsgegenstand im Mittelpunkt großen Interesses steht.

## Historie

Das Grundkonzept einer umweltbedingten „Programmierung" von phänotypischen Merkmalen geht bis auf den Biologen *Lamarck* zurück, der von einer „Vererbung erworbener Eigenschaften" sprach [26]. Der im konzeptionellen Sinne wichtige Begriff der „Prägung" wurde im verhaltensbiologischen Kontext von *Konrad Lorenz* eingeführt [29]. Im Zentrum der gegenwärtigen Diskussion steht vor allem das spezifische Phänomen einer epigenetischen, maternofetalen Transmission erworbener Eigenschaften infolge perinataler Prägung des Feten bzw. Neugeborenen, d.h. die Ausprägung von Merkmalen, die pränatal angelegt, aber nicht durch das genetische Material vererbt worden sind. In diesem Sinne wurde das Konzept nachhaltig an der Berliner Charité von *Dörner* entwickelt. Bereits Anfang der 1970er Jahre schlug er das Konzept der „perinatalen Programmierung" vor und begründete damit verbunden die „funktionelle Teratologie" [10]. Breite Akzeptanz und internationale Geltung erlangte das Konzept der „Programmierung" aber erst durch seine Verwendung durch die Arbeitsgruppen um *Hales* und *Barker*, welche allerdings leider auch mit einer – inhaltlich reduktionistischen – Fixierung an das „small baby syndrome" verbunden ist [14].

## Mütterliche Adipositas und perinatale/peripartale Risiken

Die Entwicklung des Kindes **in utero** unterliegt neben anderen wie z.B. genetischen Faktoren ganz entscheidend dem Einfluss der Ernährung bzw. des Ernährungszustands der Mutter.

Als Indikator oder Surrogatparameter für den Einfluss des Intrauterinmilieus wird in epidemiologischen Studien häufig das Geburtsgewicht verwendet. In diesem Zusammenhang fällt auf, dass es in den zurückliegenden 20 bis 30 Jahren in den Bevölkerungen westlicher Industriestaaten zu einem im Verlauf der Evolution des Menschen vermutlich einzigartigen Anstieg des mittleren Geburtsgewichts innerhalb eines sehr kurzen Zeitraums gekommen ist. Hierfür scheint weniger ein akzeleriertes Wachstum als vielmehr eine vermehrte Fettakkumulation beim Neugeborenen verantwortlich zu sein [3, 15, 22, 40]. Die Daten zeigen, dass es pro Dekade zu einem – evolutionsbiologisch vermutlich einmaligen – Anstieg des mittleren Geburtsgewichts von bis zu 126 g und einem Anstieg der Makrosomierate um bis zu 25 % gekommen ist. Da es in einem derart kurzen Zeitraum von 20 bis 30 Jahren nicht zu einer wesentlichen Veränderung des Genpools in der Bevölkerung einer Vielzahl von Staaten gekommen sein kann, sodass genetische Faktoren diesen Geburtsgewichtsanstieg erklären könnten, müssen nicht genetische Ursachen hierfür verantwortlich sein.

Tatsächlich bestimmt offenbar das Intrauterinmilieu in weit größerem Ausmaß als genetische Faktoren das Geburtsgewicht. Dies zeigt beispielsweise eine bri-

tische Studie an Kindern, die durch sogenannte Leihmütter ausgetragen wurden [4].
Hierbei fand sich, dass der Body-Mass-Index (BMI) der Leihmutter, die das Kind
ausgetragen hatte, stärker positiv zum Geburtsgewicht des Kindes korreliert war als
das Gewicht der natürlichen („Spender"-)
Mutter.

An erster Stelle kommt als Ursache hierfür der Ernährungszustand der Schwangeren in Frage. So ist das Makrosomierisiko
(Geburtsgewicht > 4000 g bzw. > 4500 g)
bei Kindern adipöser Frauen mehr als verdoppelt, bei Kindern massiv adipöser Frau-
en sogar mehr als verdreifacht [7]. Damit
verbunden erhöht Adipositas während der
Schwangerschaft das Risiko für Komplikationen bei der Geburt für Mutter und
Kind. Zum einen entwickelt eine adipöse
Schwangere mit einer größeren Wahrscheinlichkeit einen Gestationsdiabetes
[39] oder eine Präeklampsie [7]. Darüber
hinaus führt Adipositas in der Schwangerschaft zu erheblichen peripartalen Risiken
wie z.B. einer erhöhten Kaiserschnittrate
[7, 39], einer erhöhten Zahl operativer va-
ginaler Entbindungen [7], einer erhöhten
Wund- und Genitaltraktinfektionsrate
[39], einer mehr als verdoppelten Schulterdystokierate, einer erhöhten Wahrscheinlichkeit postpartaler Hämorrhagien
und einer erhöhten Frühgeburtenrate [7].
Neugeborene Kinder adipöser Mütter haben ein erhöhtes Risiko von Apgar-Werten
< 7 [7, 39]. Auch die Totgeburtenrate und
die frühneonatale Mortalität sind erhöht
[7, 39]. Dass es sich hierbei um ein gesund-
heitspolitisches Problem erheblichen Ausmaßes auch in Deutschland handelt, illus-
trieren jüngste Daten, die zeigen, dass
bereits jede dritte bis vierte Frau im gebärfähigen Alter übergewichtig ist [5].

Ebenso korreliert die Körpergewichtszunahme während der Schwangerschaft,
auch unabhängig vom Ausgangsgewicht,
positiv mit dem Geburtsgewicht des Kindes
[3, 6, 13]. Eine Anzahl epidemiologischer
Studien, auch in Deutschland [3], hat gezeigt, dass eine übermäßige Gewichtszunahme während der Schwangerschaft das
Risiko für Makrosomie auf das Zwei- bis
Dreifache erhöht (Tab. 1).

Tab. 1: Übermäßige, d.h. über der Empfehlung des Institute of Medicine (IOM) [23] liegende Gewichtszunahme während der Schwangerschaft und kindliches Makrosomierisiko.

| Quelle | Land | Definition der Makrosomie (Geburtsgewicht) | Odds Ratio (95%-Konfidenzintervall) für Makrosomie |
|---|---|---|---|
| Edwards et al., 1996 | USA | > 4000 g | 2,4 (1,3–4,7) |
| Thorsdottir et al., 2002 | Island | > 4500 g | 3,54 (1,26–9,97) |
| Bergmann et al., 2003 | Deutschland | > 4000 g | 3,37 (3,22–3,53) |
| Hedderson et al., 2006 | USA | > 4500 g | 2,98 (2,16–4,26) |
| Helms et al., 2006 | USA | > 4000 g | 1,9 (1,86–1,93) |

# Mütterliche Adipositas und Langzeitrisiken

Makrosomie, wie sie gehäuft bei mütterlicher Adipositas vorliegt, hat Folgen für das Adipositasrisiko im späteren Leben. Eine Reihe epidemiologischer Studien zeigt, dass das Geburtsgewicht positiv mit dem relativen Körpergewicht im Erwachsenenalter korreliert ist. Ein systematischer Review der bisher publizierten Literatur zum Zusammenhang zwischen Geburtsgewicht und Übergewichtsrisiko im späteren Leben ergab, dass in 89 % der Studien ein positiv linearer Zusammenhang gefunden wurde. D.h., auf der Basis von 81 Studien aus 28 Ländern auf sechs Kontinenten mit insgesamt 1.184.916 Personen konnte gezeigt werden, dass ein erhöhtes Geburtsgewicht mit einem erhöhten Übergewichtsrisiko im späteren Leben assoziiert ist [17] (Abb. 1). Nur in drei Studien fanden sich Hinweise dafür, dass – wie häufig gemäß der „small baby syndrome hypothesis" fälschlicherweise behauptet – ein vermindertes Geburtsgewicht mit einem erhöhten Übergewichtsrisiko einhergeht. Diese drei Studien beschrieben allerdings eine gleichartige Risikoerhöhung bei untergewichtigen wie auch makrosomen Neugeborenen, sodass ein U-förmiger Zusammenhang resultierte. In **keiner** Studie wurde jedoch eine linear inverse Beziehung beobachtet.

Da Übergewicht ein entscheidender Risikofaktor für die Entstehung des metabolischen Syndroms und von Typ-2-Diabetes ist, wäre zu erwarten, dass auch ein Zusammenhang zwischen dem Geburtsgewicht und dem späteren Risiko für Typ-2-Diabetes existiert. Tatsächlich zeigt eine kürzlich publizierte Metaanalyse unserer Arbeitsgruppe, dass dieser Zusammenhang nicht – wie häufig behauptet – linear invers, sondern U-förmig über alle bisher publizierten Studien ist [18]. Damit weisen sowohl Kinder mit niedrigem als auch mit hohem Geburtsgewicht ein erhöhtes Risiko auf, später einen Typ-2-Diabetes zu entwickeln (Abb. 2). Darüber hinaus ergaben weitere Metaanalysen unserer Arbeitsgruppe, dass Übergewicht bei der Geburt sogar das Risiko für Typ-1-Diabetes sowie das Risiko für die Entwicklung von Hirntumoren im Kindesalter erhöht [19, 20].

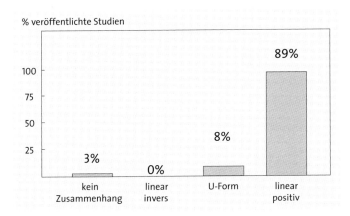

Abb. 1: Systematischer Review zum Zusammenhang zwischen Geburtsgewicht und späterem Übergewichtsrisiko [17].

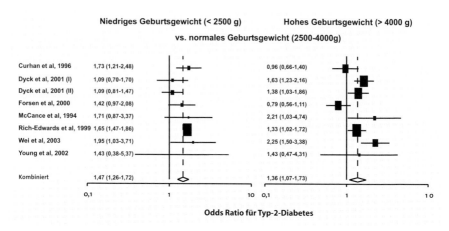

Abb. 2: Metaanalyse zum Zusammenhang zwischen Geburtsgewicht und späterem Typ-2-Diabetesrisiko [18].

Adipositas in der Schwangerschaft gilt zum einen als der entscheidende Risikofaktor für die Entstehung eines Gestationsdiabetes. Zum anderen stellt ein mütterlicher Gestationsdiabetes populationsbezogen wohl die wichtigste Ursache für ein erhöhtes Geburtsgewicht dar. Nachkommen diabetischer Mütter zeigen ihrerseits im späteren Leben vermehrt Übergewicht und damit assoziierte Erkrankungen wie diabetische Stoffwechselstörungen [9, 32, 35, 36, 41]. Epidemiologische, klinische und experimentelle Befunde weisen darauf hin, dass diese Folgen sogar unabhängig von genetischen Prädispositionen auftreten. So fanden z.B. *Dabelea* et al. bei Pima-Indianern, einer Population mit einem sehr hohen genetischen Risiko für Adipositas und Typ-2-Diabetes, dass innerhalb von Geschwisterpaaren das Adipositas- und Diabetesrisiko bei demjenigen Geschwister höher war, welches bei identischen Vätern aus einer Schwangerschaft stammte, in der die Mutter einen Diabetes entwickelt hat-

te [9]. Diese Daten werden u.a. durch Befunde unterstützt, die zeigen, dass erhöhte Übergewichtsprävalenzen bei Kindern diabetischer Mütter auch unabhängig vom Typ des mütterlichen Diabetes auftreten, d.h. unabhängig davon, ob ein Gestations-, Typ-1- oder Typ-2-Diabetes in der Schwangerschaft vorlag [35, 42].

Unsere Arbeitsgruppe hat bereits seit langem die Hypothese formuliert, dass diesen Zusammenhängen eine perinatal erworbene Fehlprogrammierung zentralnervöser Regelsysteme von Nahrungsaufnahme, Körpergewicht und Stoffwechsel zugrunde liegen könnte. Diesem Konzept gemäß können sowohl mütterliches Übergewicht und/oder ein mütterlicher Diabetes während der Schwangerschaft als auch eine Überfütterung des Neugeborenen zu erhöhten Spiegeln von Insulin, Glukose, Protein und/oder Leptin während kritischer Entwicklungsphasen führen, welche über epigenetische Mechanismen eine solche Fehlprogrammierung induzieren können, mit der Folge lebenslang programmierter Dispositionen für Übergewicht und diabetische Stoffwechselstörungen selbst über mehrere Generationen der mütterlichen Deszendenz [11, 33, 38].

## Praktische Konsequenzen

Welche praktischen Konsequenzen ergeben sich aus diesen Beobachtungen und Ergebnissen? Angesichts einer Vielzahl möglicher Risiken für Mutter und Kind, die von Übergewicht bzw. vermehrter Gewichtszunahme während der Schwangerschaft ausgehen, bietet deren Vermeidung ein weitreichendes Präventionspotenzial. Problematisch im Hinblick auf entsprechende Bemühungen in Deutschland ist, dass es für den deutschsprachigen Raum bisher keine offiziellen, publizierten Empfehlungen von Fachgesellschaften zur Gewichtszunahme während der Schwangerschaft gibt. Die derzeit auch international am häufigsten verwendeten derartigen Richtlinien sind diejenigen des US-amerikanischen Institute of Medicine (IOM) [23]. Diese waren zugleich international

die ersten Richtlinien, welche den prägraviden BMI berücksichtigten, was einen wesentlichen Fortschritt gegenüber pauschalen Empfehlungen darstellt, bei denen der BMI und ein etwaiges präkonzeptionelles Übergewicht der Schwangeren unberücksichtigt bleibt. Einschränkend muss allerdings hinzugefügt werden, dass aktuellen Untersuchungen aus den USA zufolge die Einhaltung der IOM-Richtlinie offenbar nicht ausreicht, um ein durch übermäßige Gewichtszunahme während der Schwangerschaft induziertes erhöhtes Übergewichtsrisiko des Kindes zu verhindern [31]. Eine Ursache ist darin zu sehen, dass bei der Erarbeitung bisheriger Empfehlungen das von der Gewichtzunahme in der Schwangerschaft ausgehende Langzeitrisiko für das Kind nicht berücksichtigt wurde. So kann derzeit leider mit Sicherheit auch nur eines formuliert werden, nämlich, dass übergewichtigen Frauen mit Kinderwunsch eine Gewichtsnormalisierung vor der Schwangerschaft empfohlen werden sollte. Tatsächlich wurden allerdings vor kurzem die IOM-Richtlinien, nicht zuletzt vor diesem Hintergrund, präzisiert [24] (Tab. 2).

Tab. 2: Empfehlungen des Institute of Medicine (IOM) zur Gewichtszunahme während der Schwangerschaft [24].

| Präkonzeptioneller BMI (kg/m²) | Empfohlene Gewichtszunahme während der Schwangerschaft (kg) | |
|---|---|---|
| | Untergrenze | Obergrenze |
| < 18,5 | 12,5 | 18 |
| 18,5–24,9 | 11,5 | 16 |
| 25,0–29,9 | 7,0 | 11,5 |
| ≥ 30,0 | 5,0 | 9,0 |

Die vorliegende epidemiologische, klinische und tierexperimentelle Evidenz für eine kausale Rolle der Exposition gegenüber einer maternofetalen Hyperglykämie bei der Entstehung einer erhöhten perinatalen Morbidität und Mortalität sowie auch bei der Entstehung von Übergewicht und hiermit assoziierten diabetischen Störungen im späteren Leben von Nachkommen diabetischer Mütter ist bereits gegenwärtig so stark, dass ein generelles Glukoseintoleranzscreening bei allen schwangeren Frauen und die konsequente Behandlung eines Gestationsdiabetes als Maßnahme der Primärprävention nachdrücklich gefordert werden muss. Dies umso mehr angesichts der seit Jahrzehnten bekannten peripartalen und perinatalen Risiken, die mit einem Diabetes in graviditate einhergehen. Tatsächlich führt eine intensivierte Therapie eines Gestationsdiabetes zu einer deutlichen Verringerung des Auftretens einer Makrosomie und hiermit assoziierter Komplikationen wie Schulterdystokien oder gar Totgeburt [27]. Erst kürzlich konnte dies erstmals in zwei umfangreichen prospektiven Interventionsstudien bestätigt werden. So verglichen *Langer* et al. [28] die Morbidität und Mortalität bei Neugeborenen von Müttern mit erkanntem und therapiertem Gestationsdiabetes mit jener von Neugeborenen von Müttern mit unerkanntem und deshalb nicht behandeltem Gestationsdiabetes. Bei einer adäquaten Therapie unterschieden sich Neugeborene von Müttern mit Gestationsdiabetes hinsichtlich Mortalität und Morbidität nicht von Neugeborenen nicht diabetischer Mütter, während Neugeborene unbehandelter diabetischer Mütter eine erhöhte Mortalität und Morbidität mit Makrosomie, Hypoglykämie, Erythrozytose und Hyperbiliru-

binämie zeigten. Diese Daten werden eindrucksvoll durch die Ergebnisse der ersten randomisierten klinischen Studie zu dieser Fragestellung unterstützt [8]. Hier wiesen neugeborene Kinder von therapierten Müttern mit Gestationsdiabetes signifikant geringere, normalisierte Geburtsgewichte und eine halbierte, praktisch ebenfalls normalisierte Makrosomierate sowie eine um 75 % verringerte perinatale Komplikationsrate im Vergleich zu Kindern von nicht therapierten Frauen mit Gestationsdiabetes auf.

Schließlich ist Stillen die natürliche Form der Neugeborenenernährung und fördert die Mutter-Kind-Bindung. Darüber hinaus wirkt es auch protektiv hinsichtlich des späteren Übergewichtsrisikos. So zeigte eine Metaanalyse aus 23 Studien, dass Stillen im Vergleich zu Nichtstillen im Mittel zu einer 25 %igen Reduktion des Risikos führt, im späteren Kindes- oder Erwachsenenalter Übergewicht zu entwickeln [34]. Hierbei ist über alle bisher publizierten Studien die Stilldauer, im Sinne einer Dosis-Wirkungs-Beziehung, linear invers mit dem späteren Übergewichtsrisiko assoziiert, als Indikator eines echten biologischen Präventionseffekts jenseits etwaiger Konfounder [16] (Abb. 3). Angesichts dessen sowie einer Vielzahl wissenschaftlicher Befunde zu positiven Kurz- und Langzeitfolgen des Stillens besteht international zurecht ein breiter Konsens dahingehend, dass Stillen zu fördern ist.

Um weitere wissenschaftliche Erkenntnisse zum primären Präventionspotenzial gewinnen zu können, welches sich aus einer Verhinderung mütterlicher Adipositas bzw. einer perinatalen Überernährung ergeben könnte, sind allerdings vermehrte Anstrengungen in der epidemiologischen, klini-

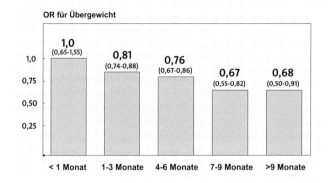

**Abb. 3:** Metaanalyse zum Zusammenhang zwischen Stilldauer und späterem Übergewichtsrisiko des Kindes [16] (OR: Odds Ratio).

schen und experimentellen Grundlagenforschung dringend erforderlich. Trotz internationaler Aufbruchstimmung zum Ansatz der „perinatalen Programmierung und Prävention" ist Deutschland auf diesem Gebiet noch „Entwicklungsland". Daher ist eine gezielte, langfristige Forschungsförderung hierzu nötig, die das gesamte Spektrum des Fachgebietes der perinatalen Programmierung von der experimentellen Grundlagenforschung bis hin zur Etablierung einer prospektiven Geburtskohortenstudie auch in Deutschland umfassen sollte [37].

## Literatur

1. **American Diabetes Association.** Type 2 diabetes in children and adolescents. Diabetes Care 2000; 23: 381–389.

2. **Bergmann KE, Mensink GBM.** Körpermaße und Übergewicht. Gesundheitswesen 1999; 61: S115–S120.

3. **Bergmann RL, Richter R, Bergmann KE, et al.** Secular trends in neonatal macrosomia in Berlin: influences of potential determinants. Paediatr Perinat Epidemiol 2003; 17: 244–249.

4. **Brooks AA, Johnson MR, Steer PJ, et al.** Birth weight: nature or nurture? Early Hum Dev 1995; 42: 29–35.

5. **Bundesministerium für Landwirtschaft, Ernährung und Verbraucherschutz.** Nationale Verzehrsstudie II – Ergebnisbericht, Teil 1 (2008), abgerufen unter http://www.was-esse-ich.de (26.08.2009).

6. **Catalano P, Ashmead GG, Huston-Presley L, et al.** The obesity cycle comes full circle: increasing trends in birth weight. Diabetic Pregnancy Study Group, 37th Annual Meeting, Myconos, Greece, 2005, Abstract 15.

7. **Cedergren MI.** Maternal morbid obesity and the risk of adverse pregnancy outcome. Obstet Gynecol 2004; 103: 219–224.

8. **Crowther CA, Hiller JE, Moss JR, et al.** Effect of treatment of gestational diabetes mellitus on pregnancy outcomes. N Engl J Med 2005; 352: 2477–2486.

9. **Dabelea D, Hanson RL, Lindsay RS, et al.** Intrauterine exposure to diabetes conveys risks for type 2 diabetes and obesity: a study of discordant sibships. Diabetes 2000; 49: 2208–2211.

10. **Dörner G.** Perinatal hormone levels and brain organization. In: Stumpf W, Grant LD, eds. Anatomical neuroendocrinology. Basel: Karger, 1975: 245–252.

11. **Dörner G, Plagemann A.** Perinatal hyperinsulinism as possible predisposing factor for diabetes mellitus, obesity and enhanced cardiovascular risk in later life. Horm Metab Res 1994; 26: 213–221.

12. **Flegal KM.** Epidemiologic aspects of overweight and obesity in the United States. Physiol Behav 2005; 86: 599–602.

13. **Galtier-Dereure F, Boegner C, Bringer J.** Obesity and pregnancy: complications and costs. Am J Clin Nutr 2000; 71: 1242S–1248S.

14. **Hales CN, Barker DJP.** Type 2 (non-insulin-dependent) diabetes mellitus: the thrifty phenotype hypothesis. Diabetologia 1992; 35: 595–601.

15. **Harder T, Plagemann A.** The intrauterine environmental adipogenesis. J Pediatr 2004; 144: 551–552.

16. **Harder T, Bergmann R, Kallischnigg G, et al.** Duration of breastfeeding and risk of overweight: a meta-analysis. Am J Epidemiol 2005; 162: 397–403.

17. **Harder T, Schellong K, Stupin J, et al.** Where is the evidence that low birthweight leads to obesity? Lancet 2007; 369: 1859.

18. **Harder T, Rodekamp E, Schellong K, et al.** Birth weight and subsequent risk of type 2 diabetes: a meta-analysis. Am J Epidemiol 2007; 165: 849–857.

19. **Harder T, Plagemann A, Harder A.** Birth weight and subsequent risk of childhood primary brain tumors: a meta-analysis. Am J Epidemiol 2008; 168: 366–373.

20. **Harder T, Roepke K, Diller N, et al.** Birth weight, early weight gain and subsequent risk of type 1 diabetes: systematic review and meta-analysis. Am J Epidemiol 2009; 169: 1428–1436.

21. **Hedley AA, Ogden CL, Johnson CL, et al.** Prevalence of overweight and obesity among US children, adolescents, and adults, 1999–2002. JAMA 2004; 291: 2847–2850.

22. **Hesse V, Voigt M, Salzler A, et al.** Alterations in height, weight, and body mass index of newborns, children, and young adults in eastern Germany after German reunification. J Pediatr 2003; 142: 259–262.

23. **Institute of Medicine, Subcommittee on nutritional status and weight gain during pregnancy, The National Academy of Science.** Nutrition during pregnancy. Part I: Weight gain, Part II: Nutrient supplements. Report. National Academy Press: Washington, DC, 1990.

24. **Institute of Medicine, Committee to re-examine IOM pregnancy weight guidelines, The National Academy of Science.** Weight gain during pregnancy: re-examining the guidelines. Abgerufen unter http://www.nap.edu/catalog/12584.html (26.08.2009).

25. **Kurth BM.** Die Verbreitung von Übergewicht und Adipositas bei Kindern und Jugendlichen in Deutschland. Ergebnisse des bundesweiten Kinder- und Jugendgesundheitssurveys (KiGGS). Bundesgesundheitsbl Gesundheitsforsch Gesundheitsschutz 2007; 50: 736–743.

26. **Lamarck JB.** Philosophie Zoologique, ou exposition des Considérations relatives à l'histoire naturelle des Animaux; à la diversité de leur organisation et des facultés qu'ils en obtiennent. Paris, Dentu et l'Auteur, 1809.

27. **Langer O, Rodriguez DA, Xenakis EM, et al.** Intensified versus conventional management of gestational diabetes. Am J Obstet Gynecol 1994; 170: 1642–1643.

28. **Langer O, Yogev Y, Most O, et al.** Gestational diabetes: the consequences of not treating. Am J Obstet Gynecol 2005; 192: 989–997.

29. **Lorenz K.** Der Kumpan in der Umwelt des Vogels: Der Artgenosse als auslösendes Moment sozialer Verhaltensweisen. Journal für Ornithologie 1935; 83: 289–413.

30. **Mokdad AH, Ford ES, Bowman BA, et al.** Prevalence of obesity, diabetes, and obesity-related health risk factors, 2001. JAMA 2003; 289: 76–79.

31. **Oken E, Taveras EM, Kleinman K, et al.** Gestational weight gain and child adiposity at age 3 years. Am J Obstet Gynecol 2007; 196: 322e1–322e8.

32. **Pettitt DJ, Baird HR, Aleck KA, et al.** Excessive obesity in offspring of Pima Indian women with diabetes during pregnancy. N Engl J Med 1983; 308: 242–245

33. **Plagemann A.** 'Fetal programming' and 'functional teratogenesis': on epigenetic mechanisms and prevention of perinatally acquired lasting health risks. J Perinat Med 2004; 32: 297–305.

34. **Plagemann A, Harder T.** Breast feeding and the risk of obesity and related metabolic diseases in the child. Metabolic Syndrome 2005; 3: 192–202.

35. **Plagemann A, Harder T, Kohlhoff R, et al.** Overweight and obesity in infants of mothers with long-term insulin-dependent diabetes or gestational diabetes. Int J Obes 1997; 21: 451–456.

36. **Plagemann A, Harder T, Kohlhoff R, et al.** Glucose tolerance and insulin secretion in children of mothers with pregestational insulin-dependent diabetes mellitus or gestational diabetes. Diabetologia 1997; 40: 1094–1100.

37. **Plagemann A, Harder T, Rodekamp E, et al.** Ernährung und frühe kindliche Prägung. In: Deutsche Gesellschaft für Ernährung, ed. Ernährungsbericht 2008. Meckenheim: DGE-Medienservice, 2008: 271–300.

38. **Plagemann A, Harder T, Brunn M, et al.** Hypothalamic POMC promoter methylation becomes altered by early overfeeding: An epigenetic model of obesity and the metabolic syndrome. J Physiol 2009; 587: 4963–4976.

39. **Sebire NJ, Jolly M, Harris JP, et al.** Maternal obesity and pregnancy outcome: a study of 287213 pregnancies in London. Int J Obes 2001; 25: 1175–1182.

40. **Sewell MF, Huston-Presley L Super DM, et al.** Increased neonatal fat mass, but not lean body mass, is associated with maternal obesity. Am J Obstet Gynecol 2006; 195: 1100–1103.

41. **Silverman BL, Rizzo T, Green OC, et al.** Long-term prospective evaluation of offspring of diabetic mothers. Diabetes 1991; 40 Suppl 2: 121–125.

42. **Weiss PAM, Scholz HS, Haas J, et al.** Long-term follow-up of infants of mothers with type 1 diabetes. Evidence for hereditary and nonhereditary transmission of diabetes and precursors. Diabetes Care 2000; 23: 905–911.

# 8 Langfristiges Wachstum des makrosomen Neugeborenen – Tracking und Prognose

RENATE L. BERGMANN, KARL E. BERGMANN, JOACHIM W. DUDENHAUSEN

## Wann ist ein Neugeborenes makrosom?

Die Angaben über die Häufigkeit einer Makrosomie hängen von deren Definition ab, ebenso wie das langfristige Wachstum von Neugeborenen, die wegen ihres hohen Geburtgewichts als makrosom eingestuft wurden und deshalb mit ihrem Gewicht als außerhalb der Norm liegend gelten. Man kann sich dafür nach sogenannten intrauterinen Wachstumskurven richten und alle Neugeborenen, deren Geburtsgewicht über der 90. oder über der 97. Perzentile für das Gestationsalter liegt, als makrosom bezeichnen [26, 42]. Beurteilt man das anhand kontemporärer Wachstumskurven, die in der Population gewonnen wurden, aus der das Neugeborene kommt, dann würden 3 % oder sogar 10 % der Neugeborenen abnorm schwer sein. Ob dies wirklich abnorm ist, zeigt sich an zusätzlichen Kriterien, z. B. ob das Risiko von Komplikationen bei der Geburt, in der Neugeborenenperiode oder gar langfristig höher ist als bei den Neugeborenen mit „normalem" Geburtsgewicht. Wenn das Neugeborene eine Mutter hat, die selbst sehr groß ist, kann es für diese Mutter normal sein, ein so schweres Neugeborenes zu bekommen. Umgekehrt kann ein Geburtsgewicht knapp unterhalb der 90. Perzentile schon ein Risiko für das Neugeborene einer kleinen Mutter sein, die aus einem Land

kommt, in dem die Menschen noch nicht am Ende des säkularen Wachstumstrends angekommen sind. Um einschätzen zu können, ob ein Neugeborenes sein Wachstumspotenzial ausgeschöpft hat oder wegen intrauteriner Probleme zu schwer oder zu leicht geraten ist, wurde die Verwendung von „maßgeschneiderten" Wachstumskurven (customized growth charts) empfohlen, die für genetische Indikatoren adjustieren mit dem Ergebnis, dass die Risikoprognose für das Neugeborene treffsicherer wurde [15, 18]. Werden allerdings Faktoren in die Adjustierung hineingenommen, die zu einer krankhaften Störung des intrauterinen Wachstums führen, z. B. Tabakkonsum, Diabetes, abnormes Anfangsgewicht oder ungewöhnliche Gewichtszunahme der Mutter, dann kann ein pathologisch hohes Geburtgewicht durch diese adjustierten Kurven fälschlich als normal eingeordnet werden.

Wird generell ein fester Grenzwert von z. B. 4000 g benutzt (z. B. bei der WHO), oberhalb dessen ein Reifgeborenes als makrosom bezeichnet wird, hat man eine von der Jahreszahl unabhängige Messgröße, sodass man einen zeitlichen Trend im Häufigkeitsvorkommen verfolgen kann. Er hat den Nachteil, dass er sich nicht auf die jeweilige Hintergrundpopulation bezieht und kann bei weltweiter Anwendung also gleichermaßen z. B. auf Neugeborene kleiner Asiatinnen wie großer skandinavischer

Frauen, auf Kinder gesunder Mütter wie solcher mit Stoffwechselstörungen angewandt, durchaus zu systematischen Fehleinschätzungen führen. Man kann diesen Grenzwert deshalb nicht als strenges diagnostisches Kriterium ansehen, sondern als einen Indikator, oberhalb dessen man in einen Bereich gerät, in dem es häufiger – perinatal und möglicherweise auch langfristig – Probleme gibt.

Nach den Daten der Perinatalstatistik kam es in Berlin neuerlich zu einer signifikanten Zunahme eines Geburtsgewichtes über 4000 g, eine Tendenz, die in den letzten Jahrzehnten in allen wohlhabenden Regionen der Welt beobachtet wurde [3, 42]. Wir haben bei der Analyse der Berliner Perinataldaten ein hohes prägravides Gewicht der Mutter und eine übermäßige Gewichtszunahme in der Schwangerschaft als wichtigste Risikofaktoren für ein Geburtsgewicht über 4000 g ermittelt [3]. Diabetes der Mutter und Rauchen fielen bei unserer Risikoanalyse kaum ins Gewicht, weil deren Vorkommen in unseren

Perinatalstatistiken (wegen des fehlenden allgemeinen Screenings) mit ziemlicher Sicherheit unterschätzt wird. Das prägravide Gewicht der Frauen und ihre Gewichtszunahme in der Schwangerschaft steigen von Jahr zu Jahr signifikant an, und damit auch die Geburtsgewichte, wie die Erhebungen des Kinder- und Jugendsurveys für Mütter zeigen, deren Kinder zwischen 1986 und 2004 geboren wurden (Abb. 1) [1]. Was wird aus diesen Kindern, bleiben sie immer relativ größer als die anderen? Wie wirkt sich das langfristig auf ihre Gesundheit aus?

## Tracking

Das „Tracking" oder „Spurhalten" beim Wachstum ist 1963 eindringlich für Kinder dargestellt worden, die wegen krankhafter Störungen aus ihrer eigenen Wachstumsspur hinausgeraten waren: Durch eine angemessene Therapie nahmen sie die verlassene Spur wieder auf, das „Aufholwachstum" (catch-up growth) erlaubte ihnen,

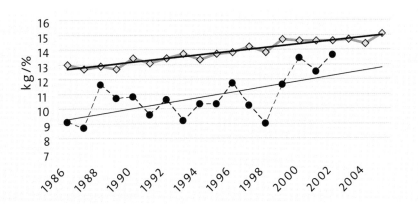

Abb. 1: Säkularer Trend der Gewichtszunahme in der Schwangerschaft in kg (gestrichelte Linie mit Punkten) und des Anteils Neugeborener mit einem Gewicht über 4000 g (fette graue Linie mit Diamanten) in Deutschland nach Daten des Kinder- und Jugendsurveys [1].

dem vorgegebenen Wachstumspfad wieder zu folgen [29]. Zur Darstellung dieses Phänomens der „Kanalisierung der Entwicklung" wurden „Perzentilenkurven" benutzt, d.h. sich über das gesamte Kindes- und Jugendalter hinziehende Verbindungslinien der prozentualen Verteilungsmaße für die jeweiligen altersspezifischen Körpermesswerte, z. B. für Länge, Gewicht und Kopfumfang. Dahinter steht die Vorstellung, dass jedes Kind während der gesamten Wachstumszeit im Vergleich zu den Altersgenossen seine Körperdimensionen relativ beibehält, weil es von Anfang an durch Genetik oder frühe Prägung so vorgegeben wurde. Auch für das Verhältnis von Körpergewicht zur Größe, das als Body-Mass-Index (BMI) die Körperfülle wiedergibt, wurden Perzentilenkurven in der Vorstellung erstellt, dass auch der BMI ein Tracking aufweist (z. B. für schwedische Jugendliche [17]). Sogar der Definition von Adipositas und Übergewicht im Kindesalter liegt die Vorstellung vom Tracking zu Grunde [6]: Da die Lebenserwartung von Erwachsenen bei einem BMI von 30 kg/m$^2$ und darüber signifikant abnimmt, wurde dieser Wert als externes Kriterium für eine gesundheitsrelevante Adipositas von Erwachsenen festgelegt und auch für Jugendliche am Ende der Wachstumsphase vorgeschlagen. Die altersbezogene BMI-Perzentilenkurve, die bei diesem Wert endet, gilt dann als Adipositasgrenze im Kindes- und Jugendalter. Entsprechend beginnt Übergewicht bei den altersspezifischen BMI-Werten, die bei einem BMI von 25 kg/m$^2$ enden.

Dass genetische Faktoren einen Einfluss auf das Geburtsgewicht, die Körpermasse und den Köperhabitus im späteren Leben haben, ist bekannt. Die enge Beziehung zwischen dem Geburtsgewicht des Kindes und dem seiner Mutter wurde damit erklärt. Aber auch das intrauterine Mileu könnte eine Rolle spielen, sofern es durch einen familiär weitergegebenen Lebensstil vermittelt wird. Dagegen zeigt eine neuere epidemiologische Studie aus Norwegen, dass auch das Geburtsgewicht des Vaters mit dem des Kindes assoziiert ist, was eher die genetische Komponente widerspiegelt [21].

„Tracking" kann auch die Folge früher Prägung sein. Bereits in den 1950er Jahren beschrieben *Widdowson* und *McCance*, dass Tiere, die zu klein geboren werden (z. B. durch intrauterine Mangelversorgung), ein Leben lang klein bleiben. Sie fassten diese Beobachtungen und die daraus abgeleiteten Hypothesen in einem Übersichtsartikel zusammen, in dem es heißt, „es gibt offensichtlich einen kritischen Zeitpunkt in der Entwicklung, ab dem die Größe eines Tieres, die von seinem bisherigen Versorgungszustand abhängt, seinen Appetit und somit seine Wachstumsrate determiniert" [44]. *Dörner* konnte Anfang der 1970er Jahre durch experimentelle Studien beweisen, dass besonders Hormone von äußeren Einflüssen abhängige Organisatoren des neuroendokrinen Systems sind, die Lebensprozesse, d.h. auch Wachstum und Entwicklung, dauerhaft prägen [11].

## Zusammenhang zwischen Geburtsgewicht und späterem BMI

Viele longitudinale Studien an großen Probandenkollektiven konnten zeigen, dass ein Zusammenhang zwischen Geburtsgewicht und späterem BMI besteht, sodass z. B. schwere Neugeborene auch als Erwachsene einen höheren BMI haben. In den beiden „Nurses Health Studies" in den USA an über 150.000 25- bis 55-jährigen Frauen war das Risiko, mit dem Erwachsenen-BMI in der höchsten Quintile zu landen, verglichen mit der niedrigsten Quintile des BMI signifikant erhöht bei Neugeborenen, die bei der Geburt über 4500 g gewogen hatten gegenüber solchen mit einem Geburtsgewicht im mittleren Bereich (Odds Ratio [OR] 1,62; 95 %-Konfidenzintervall [95 %-CI] 1,38–1,90) [7]. Bei Männern mit Berufen aus dem Gesundheitswesen betrug dieses Risiko OR 2,08 (95 %-CI 1,73–2,50) [7]. Auch in einer Longitudinalstudie in Finnland hatten ältere erwachsene Männer doppelt so häufig einen BMI über 30 kg/m$^2$ (OR 2,04; 95 %-CI 1,35–3,07), wenn sie bei der Geburt über 4000 g gewogen hatten (verglichen mit < 3000 g) [12]. Bei Frauen fand sich dieser Zusammenhang nicht. In einer englischen Geburtskohorten-Studie hatten 33-jährige Frauen und Männer mit den höchsten Geburtsgewichten einen signifikant höheren BMI als diejenigen im mittleren Geburtsgewichtsbereich. Jedoch verschwand dieser Zusammenhang, wenn das prägravide Gewicht der eigenen Mutter statistisch berücksichtigt wurde [27]. In einer finnischen und in einer holländischen Langzeitstudie fiel zwar das „Tracking" des BMI während der Kindheit und Jugendzeit auf, aber es fand sich kein Zusammenhang zum Geburtsgewicht [13, 40].

## Körperfett und fettfreie Körpermasse

Der BMI wurde bisher als Parameter für die relative Körpermasse benutzt. Das Gewicht im Zähler setzt sich allerdings aus fettfreier Körpermasse und Fettmasse zusammen. Adipositas ist aber ein Übermaß an Körperfett, nicht an fettfreier Masse. Bei 17-jährigen schwedischen Jugendlichen war der BMI, ähnlich wie bei Erwachsenen, zwar eng mit der prozentualen Fettmasse korreliert (r = 0,68; p < 0,0001) [25]. Aber eine enge Korrelation sagt noch nicht aus, dass die Fettmasse (in kg) bezogen auf Größe (Fettmassenindex, FMI [kg/m$^2$]) zwischen den Individuen gleich ist. Z.B. kann der Körper zwölf Wochen alter Säuglinge mit einem BMI um 16 kg/m$^2$ 15 % oder 38 % Fett enthalten [41]. In Langzeitstudien in den USA war die Zunahme des FMI bei Kindern und Erwachsenen mit einer ungünstigen Veränderung der Serumlipidkomponenten assoziiert [9, 34]. Diese und weitere Risikofaktoren koronarer Herzerkrankungen waren bei übergewichtigen Jugendlichen aus Island und Spanien niedriger, wenn sie körperlich aktiv waren und damit relativ mehr fettfreie Körpermasse (Fettfreie-Masse-Index, FFMI) aufgebaut hatten [30]. Menschen aus Asien haben bei gleichem BMI wie Europäer und Nordamerikaner einen signifikant höheren Fettanteil und bereits bei viel niedrigen BMI-Werten Zeichen eines metabolischen Syndroms [10].

Hinsichtlich des Morbiditätsrisikos ist es deshalb bedeutsam, ob makrosome Neugeborene verglichen mit normalgewichtigen später mehr Fettmasse oder mehr fettfreie Masse aufbauen. In einer Follow-up-Studie in England, in der bei 70- bis 75-jährigen Männern und Frauen die Körperzusammensetzung durch Dual-Energy-X-Ray-Absorptiometrie (DEXA) gemessen wurde, fand sich ein signifikanter positiver Zusammenhang zwischen der fettfreien

Körpermasse der Erwachsenen und dem Geburtsgewicht, und zwar auch bei einem Geburtsgewicht über 4000 g; dagegen war der Zusammenhang zwischen Geburtsgewicht und Fettmasse nur schwach und nicht signifikant [14]. Eine weitere kleinere Studie aus England mit den gleichen sorgfältigen Messverfahren fand ebenfalls, dass 64- bis 72-jährige Männer mit einem hohen Geburtsgewicht (4, 2 ± 0,8 kg) verglichen mit einem niedrigen Geburtsgewicht (2,8 ± 0,06 kg) signifikant mehr fettfreie Körpermasse und signifikant weniger relatives Körperfett hatten [19]. Weitere Arbeiten, die einen signifikanten Zusammenhang zwischen Geburtsgewicht und späterer fettfreier Körpermasse bei Kindern und Jugendlichen nachwiesen (selbst wenn sie für andere Einflussfaktoren statistisch kontrollierten), beschäftigten sich nicht explizit mit dem hohen Geburtsgewicht [5, 12, 23, 37]. Die longitudinale ALSPAC-Studie dagegen, in der über 7000 Kinder bei ihrer Geburt in den Jahren 1991 bis 1992 sorgfältig gemessen wurden, zeigte bei der Nachuntersuchung mit 9 bis 10 Jahren, dass sowohl die fettfreie Masse als auch die Gesamtfettmasse mit dem Geburtsgewicht assoziiert waren, jedoch nicht das Verhältnis der Fettmasse zur fettfreien Masse, d. h. die Fettleibigkeit der Kinder [31]. Bei einem Geburtsgewicht über 4000 g nahm der Anstieg der Fettmasse sogar noch steiler zu, während die fettfreie Körpermasse einen linearen Zusammenhang beibehielt. Das Verhältnis von Fettmasse und fettfreier Masse hing mit dem Ponderal-Index bei der Geburt (kg/m$^3$) zusammen. Die Ergebnisse dieser Langzeitstudie an einer jüngeren Generation von Kindern könnten darauf hinweisen, dass diese Generation bereits mit einem relativ höheren Fettanteil geboren wurde, der sich anders auf die spätere Fettgewebsentwicklung auswirkt. Dafür spricht, dass der Ponderal-Index bei der Geburt, der die „Fülligkeit" des Neugeborenen wiedergibt, mit der späteren relativen Fettmasse, d.h. mit der Adipositas korrelierte.

## Diabetische Mütter

Die Hypothese von einem bereits bei der Geburt ungünstigen Körperhabitus als Folge eines veränderten intrauterinen Metabolismus war der Anlass zu einer Studie an Kindern normalgewichtiger Mütter und Väter mit Diabetes mellitus (Typ 1 oder 2): 40 Kinder im Alter von 2 bis 17 Jahren wurden untersucht. Die Geburtsgewichte der Kinder diabetischer Mütter waren nicht signifikant von denen diabetischer Väter verschieden, aber bezogen auf die Geburtslänge wogen sie signifikant mehr. Bei der Nachuntersuchung waren die altersspezifischen relativen Gewichte (bezogen auf Körpergröße) und die altersspezifischen relativen Hautfaltendicken bei den Kindern diabetischer Mütter signifikant höher (Abb. 2) [2]. Kinder diabetischer Mütter zeigten in vielen Longitudinalstudien vom frühesten Alter an eine Abweichung der BMI-Werte bzw. eine Verschiebung der altersbezogenen Perzentilenwerte nach oben und, wenn sie gemessen wurde, vor allem eine größere Hautfaltendicke [33, 36, 45]. Bereits Neugeborene diabetischer Mütter haben, abhängig von der Blutzuckerkontrolle der Mutter, dicke Hautfalten als Ausdruck einer intrauterinen Fetteinlagerung [22]. Eine gestörte Glukosetoleranz und weitere Zeichen eines metabolischen Syndroms sind bei diesen Kindern schon früh

Abb. 2: Verteilung der relativen Gewichte für die Körperlänge (a) und der relativen, summierten und logarithmierten Hautfaltendicken von Kindern diabetischer Mütter und Väter (b). Das Gewicht, die Körpergröße und die Summe von Trizeps-, Subskapular- und Suprailiakalfaltendicke der 50. Perzentile für Alter und Geschlecht deutscher Kinder wurden als Referenz genommen und die aktuellen Gewichte bezogen auf die Körpergröße sowie die logarithmierten Hautfaltendicken wurden durch die 50. Referenzperzentilen dividiert (n = 40) [2].

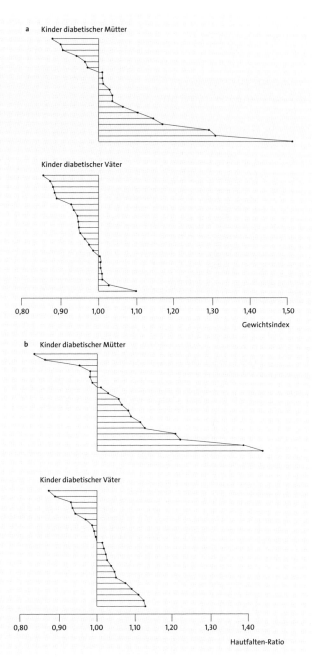

vorhanden und kumulieren mit zunehmendem Alter [28, 36].

## Indikator für gestörtes intrauterines Wachstum

Das hohe Geburtsgewicht eines Neugeborenen kann die Folge eines ungestörten intrauterinen Wachstums sein, z. B. bei einer großen Mutter (und vermutlich auch bei einem großem Vater). Oder es kann die Folge eines durch metabolische Einflüsse gestörten Wachstums sein, wie bei Kindern diabetischer Mütter. In beiden Fällen unterscheiden sich die Langzeitprognosen. Eine Geburtskohortenstudie in den USA kann dies verdeutlichen: Es wurden vier Gruppen von Neugeborenen rekrutiert, nämlich jeweils normalgewichtige (appropriate for gestational age, AGA) oder übergewichtige (large for gestational age, LGA), jeweils von diabetischen und nicht diabetischen Müttern. Die nicht diabetischen Mütter der makrosomen Neugeborenen hatten einen signifikant höheren prägraviden BMI. Bei den Kindern fand sich im Alter von 9 und 11 Jahren kein signifikanter Unterschied in der Prävalenz eines BMI-Wertes über der 85. Perzentile. Jedoch war die kumulierte Häufigkeit eines metabolischen Syndroms (Vorhandensein von mindestens einer von vier Komponenten) nur bei den makrosomen Kindern diabetischer Mütter signifikant größer, bei den makrosomen Kindern nicht diabetischer Mütter war sie dagegen nur gering und nicht signifikant erhöht [4, 39] (Abb. 3). Die Autoren interpretieren den letzteren Befund als Anzeichen einer noch nicht nachgewiesenen Stoffwechselstörung einer prägravide übergewichtigen Mutter.

Das könnte erklären, warum nicht alle Studien ein erhöhtes Risiko für einen Typ-2-Diabetes bei ehemals makrosom geborenen Kindern fanden [43]. Je nach Studienauswahl war in Metanalysen das Diabetesrisiko für Neugeborene mit einem Gewicht über 4000 g erhöht [16]. In anderen, meist älteren Studien überwog in der Metaanalyse der Einfluss niedriger Geburtsgewichte (mit postpartalem Aufholwachstum vor allem des Fettgewebes), sodass das Gesamtrisiko für Diabetes mit zunehmendem Geburtsgewicht niedriger wurde [43].

Als Beispiel dafür, dass sich ungestörtes intrauterines Wachstum, für das ein hohes Geburtsgewicht als Indikator dienen kann, auch auf andere Funktionen positiv auswirkt, mag eine eigene Geburtskohortenstudie angeführt werden: 17 von insgesamt 134 Neugeborenen gesunder Mütter hatten ein Geburtgewicht von mindestens 4000 g, und diese Kinder hatten mit 6 Jahren einen signifikant höheren Intelligenzquotienten (nach HAWIG) als die übrigen 117 Kinder. Eine Studie an 4300 dänischen Rekruten fand einen ähnlichen Zusammenhang: Auch nach Adjustierung für andere Einflussvariablen nahm der Intelligenzscore junger Männer bis zu einem Geburtsgewicht von 4200 g stetig zu, um jenseits dieser Grenze allmählich wieder abzufallen [38]. Die gleiche Arbeitsgruppe fand in einer Fall-Kontroll-Studie, dass die Intelligenzquotienten von Rekruten, deren Mütter in der Schwangerschaft Diabetes hatten, signifikant niedriger waren als die der Vergleichgruppe mit gesunden Müttern, und zwar hing das von der Stoffwechselkontrolle der Mütter ab [20]. Eine Kohortenstudie an Kindern diabetischer Mütter in Chicago hatte ergeben, dass zwi-

Abb. 3: Kumulierte Hazard Ratios (Risiko) für das metabolische Syndrom (Vorhandensein mindestens eines von vier Indikatoren) bei makrosomen (large for gestational age, LGA) oder normalgewichtigen (appropriate for gestational age, AGA) Kindern von Müttern mit oder ohne Diabetes in der Schwangerschaft (nach [4]).

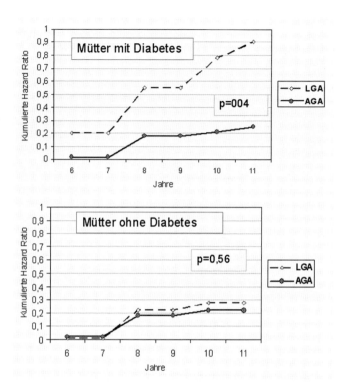

schen den Intelligenzquotienten im Alter von 7 bis 11 Jahren und den HbA1C-Werten der schwangeren Mütter im zweiten Trimenon sowie den Hydroxybutyratwerten im dritten Trimenon eine inverse Korrelation bestand [36].

## Zusammenfassung

Ein Geburtsgewicht über 4000 g kann durchaus normal sein und eine gute Langzeitprognose hinsichtlich Wachstum, Entwicklung und späterer Morbidität haben, sofern diese Makrosomie Folge eines guten intrauterinen Wachstums ist. Wenn hingegen die Makrosomie ein gestörtes intrauterines Wachstum anzeigt, z. B. bei müt-

terlicher Glukoseintoleranz, ist die Prognose ungünstig. Da besonders bei fehlendem allgemeinem Diabetesscreening in der Schwangerschaft die meisten Frauen mit Glukoseintoleranz unentdeckt bleiben, sollte eine prägravide Adipositas der Mutter, eine übermäßige Gewichtszunahme in der Schwangerschaft sowie ein hohes Geburtgewicht des Kindes an ein gestörtes intrauterines Wachstum mit seinen kurz- und langfristigen Gesundheitsstörungen denken lassen. Je höher das Gewicht ist, das als Makrosomie-Definiton festgelegt wird, desto größer wird die Spezifität und desto kleiner die Sensitivität für die Diagnose eines pathologischen intrauterinen Wachstums sein.

## Literatur

1. **Bergmann KE, Bergmann RL, Ellert U, Dudenhausen JW.** Perinatale Einflussfaktoren auf die spätere Gesundheit. Bundesgesundheitsbl-Gesundheitforsch-Gesundheitsschutz 2007; 50: 670–676.

2. **Bergmann RL, Bergmann KE, Eisenberg A.** Offspring of diabetic mothers have a higher risk for childhood overweight than offspring of diabetic fathers. Nutr Res 1984; 4: 545–552.

3. **Bergmann RL, Richter R, Bergmann KE, Plagemann A, Brauer M, Dudenhausen JW.** Secular trends in neonatal macrosomia: influences and potential determinants. Paediatric Perinatal Epidemiol 2003; 17: 244–249.

4. **Bohney CM, Verma A, Tucker R, Vohr BR.** Metabolic syndrome in childhood: associations with birth weight, maternal obesity, and gestational diabetes mellitus. Pediatrics 2005; 115: e290–e296.

5. **Chomto S, Wells JCK, Williams JE, Lucas A, Fewtrell MS.** Association between birth weight and later body composition: evidence from the 4-component model. Am J Clin Nutr 2008; 88: 1040–1048.

6. **Cole TJ, Bellizi MC, Flegal M, Dietz WH.** Establishing a standard definition for child overweigth and obesity worldwide: international survey. BMJ 2000; 320. 1240–1243.

7. **Curhan GC, Glenn MC, Willett WC, et al.** Birth weight and adult hypertension and obesity in women. Circulation 1996; 94: 1310–1315.

8. **Curhan GC, Willett WC, Rimm EB, Spiegelman D, Ascherio AL, Stampfer MJ.** Birth weight and adult hypertension, diabetes and obesity in US men. Circulation 1996; 94: 3246–3250.

9. **Dai S, Fulton JE, Harrist RB, Grunbaum JA, Steffen LM, Labarthe DR.** Blood lipids in children: age related patterns and association with body-fat indices: Project HeartBeat.. Int J Prev Med 2009; 37: S56–64.

10. **Deurenberg-Yap M, Chew SK, Deurenberg P.** Elevated body fat percentage and cardiovascular risks at low body mass index levels among Singaporean Chinese, Malays and Indians. Obes Rev 2002; 3: 2009–215.

11. **Dörner G.** Perinatal hormone levels and brain organization. In: Stumpf WE, Grant LD, eds. Anatomical Neuroendocrinology. Basel: Karger, 1975: 242–252.

12. **Eriksson J, Forsén T, Tuomihlehto J, Osmond C, Barker D.** Size at birth, childhood growth and obesity in adult life. Int J Obesity 2001; 25: 735–740.

13. **Fuentes RM, Notkola IL, Shemeikka S, Tuomilehto J, Nissinen A.** Tracking of body mass index during childhood: a 15 year prospective population-based family study in eastern Finland. Int J Obes 2003; 27: 716–721.

14. **Gale RG, Martyn CN, Kellingray S, Eastell R, Cooper C.** Intrauterine programming of body composition. J Clin Endocrinol Metab 2001; 86: 267–272.

15. **Gardosi J.** Customized fetal growth standards: rationale and clinical application. Seminars in Perinatology 2004; 28: 33–40.

16. **Harder T, Rodekamp E, Schellong K, Dudenhausen JW, Plagemann A.** Birth weight and subsequent risk of type 2 diabetes: a meta-analysis. Am J Epidemiol 2007; 165: 849–857.

17. **He Q, Albertsson-Wikland K, Karlberg J.** Population-based body mass index reference values from Göteborg, Sweden: birth to 18 years of life. Acta Paediatr 2000; 89: 582–592.

18. **Hutcheon JA, Zhang X, Kramer MS, Platt RW.** Customized birthweigth centiles: does adjusting for maternal characteristics matter? BJOG 2008; 115: 1397–1404.

19. **Kensara OA, Wootton SA, Phillips DI, Patel M, Jackson AA, Elia M, and the Hertfordshire Study Group.** Fetal programming of body composition: relation between birth weight and body composition measured with dual energy X-ray absorptiometry and anthropometric methods in older Englishmen. Am J Clin Nutr 2005; 82: 980–987.

20. **Lauge Nielsen G, Dethlefsen C, Sörensen HT, Pedersen JF, Molsted-Pedersen L.** Cognitive function and army rejection rate in young adult male offspring of women with diabetes. Diabetes Care 2007; 30: 2827–2831.

21. **Magnus P, Gjessing HK, Skrondal A, Skaerven R.** Paternal contribution to birth weight. J Epidemiol Commuiity Health 2001, 55. 873–877.

22. **Metzger BE, Lowe LPO, Dyer AR, et al.** Hyperglycemia and adverse pregnancy outcomes: association with neonatal anthropometrics. Diabetes 2009; 58: 453–459.

23. **Murphy MJ, Metcalf BS, Jeffery AN, Voss LD, Wilkin TJ.** Does lean rather than fat mass provide the link between birth weight, BMI, and metabolic risk? EarlyBird 23. Pediatric Diabetes 2006; 7: 211–214.

24. **Navder KP, He Q, Zhang X, et al.** Relationship between body mass index and adiposity in

prepubertal children: ethnic and geographic comparisons between New York City and Jinan City (China). J Appl Physiol 2009; 107: 488–493.

25. **Neovius M, Linné Y, Rossner S.** BMI, waist circumference and waist-hip-ratio as diagnostic tests for fatness in adolescents. Int J Obes 2005; 29: 163–169.

26. **Neri G, Moscarda M.** Overgrowth syndromes: a classification. In: Cappa M, Maghnie M, Loche S, Botazzo GF, eds. Endocrine involvement in developmental syndromes. Endocr Dev Basel: Karger, 2009: 14: 53–60.

27. **Parsons TJ, Power C, Manor O.** Fetal and early life growth and body mass index from birth to early adulthood in 1958 British cohort:longitudinal study. BMJ 2001; 323: 1331–1335.

28. **Plagemann A, Harder T, Kohlhoff R, Rohde W, Dörner G.** Glucose tolerance and insulin secretion in children of mothers with pregestational IDDM or gestational diabetes. Diabetologia 1997; 40: 1094–1100.

29. **Prader A, Tanner JM, Harnack G.** Catch-up growth following illness or starvation. An example of developmental canalization in man. J Pediatr 1963; 62: 646.

30. **Ramel A, Pumberger C, Martinéz AJ, Kiely M, Bandarra NM, Thorsdottir I.** Cardiovascular risk factors in young, overweight, and obese European adults and association with physical activity and omega-3-index. Nutr Res 2009; 29: 305–312.

31. **Rogers IS, Ness AR, Steer CD, et al.** Association of size at birth and dual-energy X-ray absorptiometry measures of lean and fat mass at 9 to 10 years of age. Am J Clin Nutr 2006; 84: 739–747.

32. **Schäfer-Graf UM, Kjos SL, Kilavuz Ö, et al.** Determinants of fetal growth at different periods of pregnancies complicated by gestational diabetes mellitus or impaired glucose tolerance. Diabetes Care 2003; 26: 193–198.

33. **Schäfer-Graf UM, Pawliczak J, Passow D, et al.** Birth weight and parental BMI predicts overweight in children from mothers with gestational diabetes. Diabetes Care 2005; 28: 1745–1750.

34. **Schubert CM, Rogers NL, Remsberg KE, et al.** Lipids, lipoproteoins, lifestyle, adiposity and fat-free mass during middle age: the Fels longitudinal study. Int J Obes 2006; 30: 251–260.

35. **Silverman BL, Landsberg L, Metzger BE.** Fetal hyperinsulinism in offspring of diabetic mothers: association with the subsequent development of childhood obesity. Ann NY Acad Sci 1993; 699: 36–45.

36. **Silverman BL, Rizzo TA, Cho NH, Metzger BE.** Long-term effects of the intrauterine environment. The Northwestern University Diabetes in Pregnancy Center. Diabetes Care 1998; 21 (Suppl 2): B143–149.

37. **Singhal A, Wells J, Cole TJ, Fewtrell M, Lucas A:** Programming of lean body mass: a link between birth weight, obesity, and cardiovascular disease? Am J Clin Nutr 2003; 77: 726–730.

38. **Sörensen HT, Sabroe S, Olsen J, Rothman KR, Gillman MW.** Birth weight and cognitive function in young adult life: historical cohort study. BMJ 1997; 315: 401–403.

39. **Vohr BR, McGarvey ST, Tucker R.** Effect of maternal gestational diabetes on offspring adiposity at 4-7 years of age. Diabetes Care 1999; 22: 1284–1291.

40. **Vogels N, Posthumus DLA, Mariman ECM, et al.** Determinants of overweight in a cohort of Dutch children. Am J Clin Nutr 2006; 84: 717–724.

41. **Wells JCK.** A Hattori chart analysis of body mass index in infants and children. Int J Obes 2000; 24: 325–329.

42. **Wen SW, Kramer MS, Platt R, et al** for the Fetal and Infant Health Study Group of the Canadian Perinatal Suveillance System. Secular trends of fetal growth in Canada, 1981 to 1997. Paediatric Perinatal Epidemiol 2003; 17: 347–354.

43. **Whincup PH, Kaye SJ, Owen CG, et al.** Birth weight and risk of type 2 diabetes. JAMA 2008; 3000; 2886–2897.

44. **Widdowson EM, McCance RA.** A review: new thoughts on growth. Pediatr Res 1975; 9: 154–156.

45. **Wright CS, Rifas-Shiman SL, Rich-Edwards JW, Taveras EM, Gillman MW, Oken E.** Intrauterine exposure to gestational diabetes, child adiposity, and blood pressure. Am j Hypertens 2009; 22: 215–220.

# 9 Ernährung in Schwangerschaft und Stillperiode bei mütterlichem Übergewicht

HANS HAUNER

## Einleitung

Übergewicht und Adipositas haben in den letzten Jahrzehnten weltweit stark zugenommen und in vielen Ländern ein epidemisches Ausmaß erreicht. Nach den Ergebnissen der für die deutsche Bevölkerung repräsentativen Nationalen Verzehrsstudie II (NVS II) waren im Zeitraum 2005/2006 bei den 20- bis 29-jährigen Frauen 29,0 % mit einem Body-Mass-Index (BMI) $\geq 25$ kg/m$^2$ übergewichtig und 8,7 % mit einem BMI $\geq 30$ kg/m$^2$ sogar adipös. Bei den Frauen im Alter zwischen 30 und 39 Jahren lagen die entsprechenden Prävalenzraten bei 35,3 bzw. 14,3 % [16]. Diese Zahlen stimmen gut mit den Daten aus verschiedenen Perinatalregistern überein. Damit dürfte die hohe Zahl übergewichtiger/adipöser Schwangerer auch in Deutschland eine wachsende Herausforderung für das Betreuungssystem darstellen.

Wahrscheinlich ebenfalls als Folge des modernen Lebensstils ist in den letzten 20 Jahren die durchschnittliche Gewichtszunahme während der Schwangerschaft signifikant um mehr als 2 kg angestiegen, das mittlere Geburtsgewicht stieg um durchschnittlich 50 g an [5]. Eine kürzliche Auswertung des Bayerischen Perinatalregisters ergab, dass dieser Trend offensichtlich auch im letzten Jahrzehnt unvermindert anhielt. Allerdings ging laut dieser Erhebung das mittlere Gewichtsgewicht etwas zurück [22].

Angesichts dieser besorgniserregenden Entwicklung kommt der hausärztlichen/internistischen Betreuung der übergewichtigen und adipösen Schwangeren neben der gynäkologischen Betreuung eine wachsende Bedeutung zu. Insbesondere scheint die Ernährungsweise der entscheidende Ansatz zu sein, mit dem den assoziierten Risiken zumindest partiell begegnet werden kann. Im Mittelpunkt dieser Darstellung steht daher die Frage, welche Ernährungsempfehlungen für übergewichtige/adipöse Schwangere nach dem heutigen Kenntnisstand sinnvoll sind.

## Adipositas vor bzw. während der Schwangerschaft und fetales Outcome

Zahlreiche epidemiologische Studien der letzten Jahre untersuchten den Zusammenhang zwischen erhöhtem Vorschwangerschaftsgewicht bzw. erhöhter Gewichtszunahme während der Schwangerschaft und dem perinatalen Komplikationsrisiko für Mutter und Kind. Nachfolgend sind die Ergebnisse zweier Studien dargestellt.

In einer schwedischen Kohorte von 167.750 Frauen wurde der Einfluss des BMI vor der Schwangerschaft auf das Auftreten von Präeklampsie, spätem Abort, frühem neonatalen Tod sowie der Rate an Frühgeburten und Kindern mit zu niedrigem Geburtsgewicht (small for gestational age, SGA) untersucht [6]. Die Präeklampsierate erhöhte sich mit steigendem BMI von 1,8 % bei untergewichtigen Frauen auf 4,2 % bei übergewichtigen und sogar 7 % bei adipösen Frauen. Das Risiko für einen späten Abort war bei den adipösen erstgebärenden Frauen um das 4,3-fache (95 %-Konfidenzintervall [CI] = 2,0–9,3) erhöht, früher neonataler Tod um das 2,5-fache (95 %-CI = 0,9–6,4). Unter den Erstgebärenden war das Risiko für eine Frühgeburt vor der 32. Schwangerschaftswoche für die Gruppe der Adipösen verglichen mit den schlanken Frauen signifikant erhöht (Odds Ratio [OR] 1,6; 95 %-CI = 1,1–2,3). Untergewichtige Frauen (BMI < 19,9 kg/m$^2$) hatten allerdings das höchste Risiko, ein SGA-Kind zu gebären (Erstgebärende: 4,5 % vs. 4,2 % bei den Adipösen; Mehrfachgebärende: 2,7 % vs. 1,7 % bei den Adipösen). Im Sinne einer Primärprävention schätzten die Autoren, dass eine Gewichtsreduktion bei übergewichtigen Frauen mit einem BMI > 25 kg/m$^2$ die Rate an späten Aborten um bis zu 11 % reduziert [6].

In einer retrospektiven Kohortenstudie an 499.267 Schwangeren mit einer Einlingsgeburt aus acht Bundesländern wurde 2008 ebenfalls der Zusammenhang zwischen mütterlicher Adipositas (BMI ≥ 30 kg/m$^2$) in der Schwangerschaft und spezifischen fetomaternalen Risiken untersucht. Im Vergleich zu den normalgewichtigen Schwangeren hatten adipöse Schwangere in Abhängigkeit vom Ausmaß des Übergewichts deutlich höhere Raten an Hypertonie, Präeklampsie, Makrosomie und Gestationsdiabetes (Tab. 1) [26].

## „Fetale Programmierung"

Beobachtungen aus dem holländischen Hungerwinter im Zweiten Weltkrieg und tierexperimentelle Studien weisen darauf hin, dass die Schwangerschaft eine äußerst sensible Phase darstellt und über eine „fetale Programmierung" Weichen stellen kann für die Entwicklung chronischer Erkrankungen im Erwachsenenalter wie Adipositas, Typ-2-Diabetes-mellitus oder Hypertonie [15, 20]. Die Folgen der Hungersnot in Holland in einer historischen Kohorte von rund 3000 19-jährigen Männern,

Tab. 1: Adipositas und Schwangerschaftskomplikationen bei schwangeren Frauen aus acht Bundesländern im Zeitraum von 1998 bis 2000 (nach Voigt et al., 2008 [26]).

| Komplikation | BMI | | |
|---|---|---|---|
| | 18,5–24,9 kg/m$^2$ (n = 320.148) | 30,0–34,9 kg/m$^2$ (n = 34.946) | 35,0–39,9 kg/m$^2$ (n = 11.122) |
| Hypertonie (%) | 1,2 | 7,1 | 12,5 |
| Proteinurie (%) | 0,4 | 1,5 | 2,1 |
| Ödeme (%) | 1,1 | 4,7 | 7,2 |
| Präeklampsie (%) | 1,5 | 7,1 | 12,2 |
| Gestationsdiabetes (%) | 0,4 | 1,5 | 2,4 |
| Makrosomie (%) | 7,9 | 16,5 | 18,6 |

die in utero einer mehrmonatigen Hungerperiode um die Jahreswende 1944–1945 ausgesetzt waren, waren ein erster Beleg für die Hypothese, dass die pränatale und frühe postnatale Ernährungsweise das spätere Auftreten von Adipositas beeinflussen kann [20]. Auch heute ist eine Unterernährung in der Schwangerschaft in Entwicklungsländern weit verbreitet und ein zu niedriges Geburtsgewicht (SGA) wird weiter mit einem erhöhten Adipositasrisiko im Erwachsenenalter in Verbindung gebracht.

In den Wohlstandsgesellschaften vor allem der westlichen Welt wird heute aber zunehmend eine Überernährung in der Schwangerschaft beobachtet. Eine chronische Überernährung kann wahrscheinlich ebenfalls zu einer „Fehlprogrammierung" des Feten führen und stellt einen Risikofaktor nicht nur für perinatale Komplikationen, sondern auch für ein erhöhtes Adipositasrisiko der Kinder dar [10, 25].

## Mütterliches Übergewicht/Adipositas und Gewichtsentwicklung des Neugeborenen

Erst in den letzten Jahren wurden in größerer Zahl Studien durchgeführt, die sich mit den Auswirkungen einer Überernährung bzw. Adipositas in der Schwangerschaft auf die Neugeborenen beschäftigt. In einer dieser Studien wurde die Körperzusammensetzung von Neugeborenen übergewichtiger Frauen (BMI ≥ 25 kg/m$^2$) mit denen von normalgewichtigen Frauen (BMI < 25 kg/m$^2$) verglichen. Mithilfe der TOBEC-Methode (total body electrical conductivity) ließ sich zeigen, dass bereits die Säuglinge der übergewichtigen Frauen signifikant mehr Fettmasse als die Kinder

der normalgewichtigen Frauen (406 ± 221 g vs. 331 ± 179 g; p = 0,008), jedoch nicht mehr fettfreie Körpermasse (lean body mass) hatten. Der prozentuale Körperfettanteil lag bei 11 ± 4,7 % vs. 9,6 ± 4,3 % (p = 0,006). Die weitere Analyse ergab, dass die mütterliche Gewichtszunahme während der Schwangerschaft mit dem prozentualen Körperfettanteil der Neugeborenen (r = 0,35; p < 0,003) positiv assoziiert war. Das erhöhte Geburtsgewicht der Neugeborenen der übergewichtigen Mütter war primär auf eine erhöhte Fettmasse und nicht auf eine erhöhte fettfreie Körpermasse zurückzuführen [23].

Dass Adipositas bereits in der Schwangerschaft die Fettmasse des Neugeborenen erhöht, wird mit einem Anpassungsmechanismus des fetalen Stoffwechsels an das mütterliche Milieu erklärt. So könnte eine vermehrte Bereitstellung mütterlicher Nährstoffe wie Glukose und Lipide als Folge der mütterlichen Insulinresistenz eine Art „Überfütterung" des Feten bedingen. Zu dieser Hypothese passt auch, dass die Neugeborenen adipöser Schwangerer höhere Insulin-, C-Peptid- und Lipidkonzentrationen im Nabelschnurblut haben. Offensichtlich beeinflusst die mütterliche Adipositas die metabolische und hormonelle Umgebung des Feten. Dieser reagiert auf die erhöhten Glukose- und Lipidkonzentrationen mit einer gesteigerten Freisetzung von Insulin und eventuell weiterer Hormone und Wachstumsfaktoren (z. B. Leptin).

Eine 2007 veröffentlichte Studie aus Portugal untersuchte den Zusammenhang zwischen der Gewichtszunahme während der Schwangerschaft und der Entwicklung einer Adipositas in der Kindheit [17]. Hierzu wurden bei knapp 5000 Jungen und Mädchen im Alter von sechs bis zwölf Jahren Körpergröße und -gewicht gemessen. Zusätzlich wurde ein umfangreicher Datensatz zur Gewichtszunahme in der Schwangerschaft und vielen anderen potenziellen Einflussfaktoren erhoben. Es fand sich eine signifikante Assoziation sowohl zwischen Geburtsgewicht und Gewichtszunahme der Mutter während der Schwangerschaft als auch zwischen Geburtsgewicht und Übergewicht im Kindesalter. Nach Adjustierung für verschiedene Einflussfaktoren hatten diejenigen Kinder, deren Mütter in der Schwangerschaft mehr als 16 kg zugenommen hatten, ein 1,3-fach erhöhtes Risiko für Übergewicht im Vergleich zu Kindern, deren Mütter weniger als 9 kg an Gewicht zugenommen hatten (adjustierte OR 1,27; 95 %-CI = 1,01–1,61; p = 0,038) [14]. Inzwischen liegt eine Vielzahl ähnlicher Befunde vor, darunter auch aus einer deutschen Kohorte.

## Wie viel Gewicht sollen übergewichtige/adipöse Frauen in der Schwangerschaft zunehmen?

Das Institute of Medicine (IOM) hat im Jahr 2009 seine Empfehlungen zur wünschenswerten Gewichtszunahme während der Schwangerschaft in Abhängigkeit von den BMI-Werten vor der Schwangerschaft aktualisiert (Tab. 2). Demnach können untergewichtige Frauen bis zu 18 kg zunehmen, normalgewichtige Frauen bis zu 16 kg, übergewichtige Frauen bis zu 11,5 kg und adipöse Frauen maximal 9 kg. Damit wurden nur geringe Änderungen im Vergleich zu den vorher gültigen Empfehlungen vorgenommen [11].

Diese Empfehlungen stellen einen Kompromiss aus einer Vielzahl von Kohortenstudien dar, die zum Teil in ihren Ergebnissen differieren. Gerade Studien aus jüngster Zeit scheinen sogar eher für eine noch geringere Gewichtszunahme bei adipösen Frauen zu sprechen. In einer populationsbasierten Kohortenstudie aus dem US-Staat Missouri an 120.251 schwangeren Frauen fand sich der günstigste Schwangerschaftsoutcome, definiert als Raten von Kaiserschnitt, Präklampsie, LGA- (large for gestational age) und SGA-Säuglingen, in der Gruppe der Frauen mit einem Ausgangs-BMI von 30–34,9 kg/m$^2$ bei einer Gewichtszunahme von 4,5–11 kg, bei einem BMI von 35–39,9 kg/m$^2$ bei einer Zunahme von 0–4,5 kg und bei einem Ausgangs-BMI von $\geq 40$ kg/m$^2$ bei einem Gewichtsverlust von bis zu 4,5 kg [14].

Tab. 2: Empfehlungen zur Gewichtszunahme und zur Rate der Gewichtszunahme in der Schwangerschaft in Abhängigkeit vom BMI vor der Schwangerschaft (nach IOM, 2009 [11]).

| BMI vor der Schwangerschaft (kg/m$^2$) | Empfohlene Gewichtszunahme (kg) | Rate der Gewichtszunahme im 2. und 3. Trimenon (kg/Woche) |
|---|---|---|
| < 18,5 | 12,5–18 | 0,45 |
| 18,5–24,9 | 11,5–16 | 0,45 |
| 25,0–29,9 | 7,0–11,5 | 0,25 |
| ≥ 30,0 | 5–9 | 0,20 |

Studien der letzten Jahre zeigen aber auch, dass der Anteil schwangerer Frauen, die diese Richtwerte der erwünschten Gewichtszunahme überschreiten, kontinuierlich angestiegen ist. In den USA trifft dies derzeit für rund 40 % aller Schwangeren zu. Auch in Deutschland liegt der Anteil der Frauen mit einer Gewichtszunahme oberhalb der IOM-Empfehlungen bei 30–40 % (Bayerisches Perinatalregister, *A. Beyerlein*, persönliche Mitteilung). Es gibt bislang nur wenige Studien, die die Ursachen für diese exzessive Gewichtszunahme näher untersucht haben. Erwartungsgemäß zeigte sich dabei, dass in erster Linie eine fettreiche, energiedichte Ernährung dafür verantwortlich sein könnte [18].

## Energiebedarf schwangerer Frauen

Der Energie- und Nährstoffbedarf in der Schwangerschaft zur optimalen Versorgung von Schwangeren und Feten beinhaltet eine Zufuhr von etwa 30 kcal/Tag/kg Körpergewicht (KG) bei normalgewichtigen Frauen, von 24 kcal/Tag/kg KG bei übergewichtigen Frauen und von 12–18 kcal/Tag/kg KG bei adipösen Frauen [12]. Es gibt allerdings kaum Untersuchungen, die sich systematisch mit diesem Thema beschäftigt haben, sodass diese Angaben lediglich als arbiträr und bestenfalls orientierend anzusehen sind.

Eine wichtige Frage dabei ist, wie weit die Energiezufuhr während der Schwangerschaft eingeschränkt werden darf. Dazu gibt es vor allem Studien an adipösen Frauen mit Gestationsdiabetes. Nach den Ergebnissen dieser meist kleineren Studien ist eine Kalorienbegrenzung um bis zu 30 % gefahr-

los möglich, eine noch stärkere Begrenzung birgt das Risiko einer Ketonämie und Ketonurie, was wegen einer möglicherweise teratogenen Wirkung der Ketonkörper unbedingt vermieden werden sollte [1].

## Ernährungstherapie übergewichtiger/adipöser Frauen vor der Konzeption

In Deutschland gibt es bisher noch keine offiziellen Empfehlungen für übergewichtige und adipöse Frauen mit Kinderwunsch. Die amerikanische Arzneimittelbehörde (FDA) initiierte im Jahr 2003 die Einrichtung einer Obesity Working Group, die allgemeine Empfehlungen zur Behandlung der Adipositas in der Schwangerschaft erarbeiten sollte [9]. Dort wird erwartungsgemäß vor allem Wert auf eine Prävention der Adipositas bei Frauen mit Kinderwunsch gelegt. Diesen Frauen sollten ärztlich betreute Programme zum Adipositasmanagement mit reduzierter Energiezufuhr und gesteigerter körperlicher Betätigung angeboten werden. Die Intervention sollte am besten vor der Konzeption abgeschlossen sein, daher werden parallel dazu Verhütungsmaßnahmen angeraten. Ein zusätzlicher Vorteil dürfte dabei sein, dass bei diesen Frauen frühzeitig auf eine Supplementierung von Folsäure, Jod und ggf. Eisen geachtet werden kann.

Übertragen auf das deutsche Gesundheitssystem würde dies bedeuten, dass übergewichtige und adipöse Frauen mit Kinderwunsch im Rahmen der gynäkologischen Routineuntersuchungen zunächst auf die Risiken aufmerksam gemacht werden sollten, die ein erhöhtes Körpergewicht während einer Schwangerschaft mit sich bringen kann. Bei Kinderwunsch sollte adipösen Frauen nahe gelegt werden, ihren Lebensstil und insbesondere ihre Ernährungsweise zu verändern oder an einem Adipositastherapieprogramm teilzunehmen, um ihr Körpergewicht noch vor Eintritt einer Schwangerschaft zu senken. Dafür ist in erster Linie eine mäßig hypokalorische Kost mit einer täglichen Energiezufuhr von 1200–1800 kcal (je nach Ausgangsgewicht) zu empfehlen, verbunden mit regelmäßiger körperlicher Aktivität. Die angestrebte mäßige Gewichtsreduktion lässt sich alleine durch die Auswahl von Lebensmitteln mit einer geringeren Energiedichte bei weitgehend gleich bleibender Nahrungsmenge erreichen. Daneben kann aber jedes andere Adipositastherapiekonzept einschließlich „aggressiverer" Therapien wie z. B. das Optifast®-52-Programm, dann allerdings unter kompetenter fachärztlicher Betreuung, angeboten werden. Von den üblichen „Crash-Diäten" sollte Abstand genommen werden, eine adjuvante Pharmakotherapie mit gewichtssenkenden Medikamenten ist in der Schwangerschaft kontraindiziert.

## Erfolg von Lebensstilintervention bei adipösen schwangeren Frauen

Bisher gibt es nur wenige, methodisch kritikwürdige Studien, in denen der Nutzen von Lebensstilmaßnahmen bei übergewichtigen/adipösen Schwangeren untersucht wurde [7]. Eine Metaanalyse dieser Studien führte zur Schlussfolgerung, dass derzeit keine Aussagen zum Nutzen oder Schaden von Lebensstilmaßnahmen in der Schwan-

gerschaft getroffen werden können und erheblicher Forschungsbedarf besteht. Eine dieser Studien soll dennoch kurz vorgestellt werden. Dort nahmen 50 adipöse Schwangere aus Dänemark im mittleren Alter von 29,4 Jahren und mit einem mittleren BMI von 35,4 kg/m$^2$ an einem zehnstündigen Ernährungsberatungsprogramm mit moderater Energiebegrenzung und regelmäßiger körperlicher Aktivität teil. Am Ende der Schwangerschaft war die Gewichtszunahme in der Interventionsgruppe signifikant geringer als in der Kontrollgruppe (6,6 vs. 13,3 kg, p = 0,002). Gleichzeitig wurden weniger Fälle von Gestationsdiabetes und Hypertonie sowie eine Verbesserung des Glukose- und Lipidstoffwechsels beobachtet. Nach der Entbindung fiel das Gewicht der Frauen in der Interventionsgruppe interessanterweise rasch unter den Ausgangswert ab, während die Frauen der Kontrollgruppe ihr Ausgangsgewicht nicht erreichten [28].

## Bewegungssteigerung bei übergewichtigen/adipösen Schwangeren

Neben einer Ernährungstherapie sollten übergewichtige schwangere Frauen zudem angehalten werden, körperlich aktiv zu bleiben. Auch hier belegen Studien, dass eine angemessene körperliche Bewegung während der Schwangerschaft keine negativen Auswirkungen auf das fetale Wachstum und die Organentwicklung hat [13, 19]. Zusätzlich kann körperliche Bewegung bei adipösen Frauen das Risiko für Gestationsdiabetes signifikant reduzieren [8].

## Ernährungsempfehlungen für übergewichtige/adipöse Frauen in der Schwangerschaft

Unter Berücksichtigung der vorhandenen Studien und unter Einbeziehung publizierter Ernährungsempfehlungen, z. B. der Dietary Guidelines des American College of Obstetricians and Gynecologists [2], lassen sich folgende konkrete Empfehlungen für übergewichtige und adipöse Frauen mit Kinderwunsch bzw. während der Schwangerschaft ableiten:

» Ziel sollte sein, die Empfehlungen des IOM für die Gewichtszunahme in der Schwangerschaft einzuhalten. Die Gewichtszunahme von adipösen Frauen sollte 9 kg nicht überschreiten.

» Eine moderate Kalorienrestriktion um 30 % auf ca. 1500–1800 kcal/d durch die Auswahl von Lebensmitteln mit geringer Energiedichte kann übergewichtigen und adipösen Frauen während der Schwangerschaft bedenkenlos empfohlen werden. Fastendiäten sind während der Schwangerschaft unbedingt zu vermeiden.

» Die Kohlenhydrataufnahme sollte zwischen 45 % und 65 % der Gesamtenergiezufuhr ausmachen. Je höher der Kohlenhydratanteil, umso mehr sollten komplexe Kohlenhydrate mit niedrigem glykämischen Index bevorzugt werden.

» Grundsätzlich sind auch kohlenhydratärmere Kostformen möglich, z. B. für Frauen mit Gestationsdiabetes, eine Mindestmenge von 175 g Kohlenhydraten sollte aber nicht unterschritten werden.

» Ein täglicher Verzehr von ballaststoffreichem Obst und Gemüse sowie Vollkornprodukten ist wünschenswert.

» Die Fettaufnahme sollte zwischen 20 % und 35 % der Gesamtenergiezufuhr liegen.

» Auf qualitativ hochwertige Fette sollte geachtet werden, z. B. durch den Verzehr von Meeresfisch, Nüssen, pflanzlichen Ölen etc. Die Zufuhr von gesättigten Fettsäuren sollte auf unter 10 % der Gesamtkalorien reduziert werden.

» Die Eiweißaufnahme ist unter den aktuellen Ernährungsbedingungen auch in der Schwangerschaft mehr als ausreichend. Von den tierischen Eiweißspendern sollten fettarme Sorten bevorzugt werden.

» Eine optimale Ernährung in der Schwangerschaft benötigt eine rechtzeitige Supplementierung mit Folsäure und ggf. eine Supplementierung mit Jod und Eisen.

» Das Gewichtsmanagement sollte nach der Entbindung fortgeführt und möglichst auf Dauer beibehalten werden.

## Verhindert Stillen eine postpartale Gewichtszunahme?

Ältere Beobachtungsstudien aus Schweden und anderen Ländern zeigen, dass Frauen nach der Entbindung im Durchschnitt 3–5 kg dauerhaft an Gewicht zulegen. Auch im Sinne einer Vermeidung dieser „post-partal weight retention" sollten gerade adipöse Mütter unbedingt ermutigt werden, ihre Kinder zu stillen. Eine kürzliche Auswertung der dänischen Geburtskohorte ergab, dass stillende Frauen nach der Entbindung weniger Gewicht behalten als Frauen, die nicht oder nur kurz stillen.

Volles Stillen über einen Zeitraum von sechs Monaten entsprach rechnerisch der Rückkehr zum Ausgangsgewicht, wenn die Gewichtszunahme in der Schwangerschaft bei 12 kg lag [4]. In der amerikanischen Nurses Health Study II hatte Stillen allerdings keinen Effekt auf die Gewichtsabnahme bei den Müttern. Im Vergleich zu nicht stillenden Frauen hatten stillende Erstgebärende mit einem BMI < 25 kg/m$^2$ und stillende Zweitgebärende mit einem BMI ≥ 25 kg/m$^2$ sogar noch 1 kg während der Stillzeit zugenommen. Es zeigte sich auch kein Zusammenhang zwischen der Länge der Stillzeit und der Gewichtsveränderung der stillenden Frauen (p > 0,40) [24]. Daher sollte nicht nur Stillen, sondern die gleichzeitige Einhaltung einer gesundheitsförderlichen Ernährung wie oben beschrieben auch nach der Entbindung empfohlen werden.

Interessant dürften in diesem Zusammenhang aber auch die Ergebnisse einer kürzlich durchgeführten Metaanalyse (neun Studien, mehr als 69.000 Teilnehmerinnen) sein, nach der Stillen einen schwachen protektiven Effekt auf das Adipositasrisiko der Nachkommen im frühen Kindesalter hat (OR = 0,78, 95 %-CI = 0,71–0,85) [3].

## Ausblick

Für evidenzbasierte Empfehlungen zur Gewichtszunahme und Ernährung von übergewichtigen und adipösen schwangeren Frauen fehlen bislang randomisierte, kontrollierte Interventionsstudien. So ist unbekannt, wie sich die wünschenswerte Gewichtszunahme bei adipösen Schwangeren am besten erreichen lässt. Auch zur optimalen Makronährstoffzusammensetzung

fehlen bislang aussagefähige Studien. Dennoch gibt es heute gut begründbare und praktikable Empfehlungen für die Ernährung von übergewichtigen/adipösen Schwangeren, mit denen das Risiko für die typischen Komplikationen gesenkt werden könnte. Da auch für die Steigerung der körperlichen Aktivität in einzelnen Studien ein Nutzen für den Schwangerschaftsverlauf wahrscheinlich ist, sollte insgesamt auf einen gesundheitsförderlichen Lebensstil geachtet werden. Es gibt immer mehr Hinweise, dass damit möglicherweise auch die langfristige Gesundheit der Kinder günstig beeinflusst werden kann.

## Zusammenfassung

Die Prävalenz von Übergewicht und Adipositas hat in den letzten Jahrzehnten auch bei Frauen in gebärfähigem Alter kontinuierlich zugenommen. Gleichzeitig wird immer klarer, dass ein erhöhtes Körpergewicht und eine übermäßige Gewichtszunahme während der Schwangerschaft eindeutig mit einem erhöhten Risiko für Schwangerschaftskomplikationen (Präeklampsie, Gestationsdiabetes) und Makrosomie assoziiert sind. Möglicherweise ist damit auch ein erhöhtes Risiko für das Neugeborene verbunden, im späteren Leben chronische Erkrankungen zu entwickeln. Aus diesem Grund sollten adipöse Schwangere weniger Gewicht zulegen als normalgewichtige Schwangere, wie auch in den neuen IOM-Empfehlungen zur Gewichtszunahme in der Schwangerschaft zum Ausdruck kommt. Bislang gibt es nur eine sehr geringe Zahl von Interventionsstudien, die dennoch dafür sprechen, dass eine ausgewogene, aber energetisch knappe

Kost und regelmäßige körperliche Betätigung einen günstigen Einfluss auf das mütterliche und kindliche Outcome haben. Angesichts dieser Zusammenhänge sollten die Empfehlungen zur Gewichtszunahme während der Schwangerschaft basierend auf dem BMI vor der Schwangerschaft zukünftig stärker berücksichtigt werden. Ideal wäre ein Gewichtsmanagement bereits vor der Konzeption im Rahmen der Schwangerschaftsplanung. Bei Bedarf muss die gynäkologische Betreuung durch Ernährungsberatung bzw. Lebensstilintervention ergänzt werden, um die Schwangerschaftsergebnisse zu optimieren.

## Literatur

1. **Amann-Gassner U, Hauner H.** Adipositas vor und während der Schwangerschaft. Möglichkeiten der Ernährungstherapie. Adipositas 2007; 1: 17–24.
2. **American College of Obstetricians and Gynecologists. ACOG Committee Opinion.** Obesity in pregnancy. Obstet Gynecol 2005; 106: 671–675.
3. **Arenz S, Rückerl R, Koletzko B, von Kries R.** Breast-feeding and childhood obesity – a systematic review. Int J Obes (London) 2004; 28: 1247–1256.
4. **Baker JL, Gamborg M, Heitmann BL, Lissner L, Sorensen TIA, Rasmussen KM.** Breastfeeding reduces postpartum weight retention. Am J Clin Nutr 2008; 88: 1543–1551.
5. **Bergmann K, Bergmann R, Ellert U, Dudenhausen J.** Perinatal risk factors for long-term health. Results of the German Health Interview and Examination Survey for Children and Adolescents (KiGGS). Bundesgesundheitsblatt Gesundheitsforschung Gesundheitsschutz 2007; 50: 670–676.
6. **Cnattingius S, Bergström R, Lipworth L, Kramer M.** Prepregnancy weight and the risk of adverse pregnancy outcome. N Engl J Med 1998; 338: 147–152.
7. **Dodd JM, Crowther CA, Robinson JS.** Dietary and lifestyle interventions to limit weight gain during pregnancy for obese or overweight women: a systematic review. Acta Obstet Gynecol 2008; 87: 702–706.
8. **Dye T, Knox K, Artal R, Aubry R, Wojtowycz M.** Physical activity, obesity, and diabetes in pregnancy. Am J Epidemiol 1997; 146: 961–965.
9. **FDA Obesity Working Group.** 2004. Calories count-report of the Working Group on Obesity. Rockville, MD: U.S. Food and Drug Administration. http://www.cfsan.fda.gov/-dms/owg-toc.html
10. **Harder T, Schellong K, Rodekamp E, Dudenhausen JW, Plagemann A.** Perinatale Programmierung – wird Adipositas im Mutterleib geprägt? Adipositas 2007; 1: 5–11.
11. **Institute of Medicine.** Weight gain during pregnancy: re-examining the guidelines. May 2009. National Academy Press: Washington DC 2009.
12. **Jovanovic L.** Achieving eugycaemia in women with gestational diabetes mellitus. Drugs 2004; 64: 1401–1417.
13. **Kardel KR, Kase T.** Training in pregnant women: effects on fetal development and birth. Am J Obstet Gynecol 1998; 178: 280–286.
14. **Kiel DW, Dodson EA, Artal R, Boehmer TK, Leet TL.** Gestational weight gain and pregnancy outcomes in obese women: how much is enough. Obstet Gynecol 2007; 110: 752–758.
15. **Lumey L, Ravelli A, Wiessing G.** The Dutch Famine Birth Cohort Study: Design, validation of exposure, and selected characteristics of subjects after 43 years follow-up. Pediatr Perinatal Epidemiol 1993; 7: 354–367.
16. **Max-Rubner-Institut.** Nationale Verzehrstudie II. Ergebnisbericht, Teil 1. www.mri.de.
17. **Moreira P, Padez C, Mourao-Carvalhal I, Rosado V.** Maternal weight gain during pregnancy and overweight in Portugese children. Int J Obes (Lond) 2007; 31: 608–614.
18. **Olafsdottir A, Skuladottir G, Thorsdottir I, Hauksson A, Steingrimsdottir L.** Maternal diet in early and late pregnancy in relation to weight gain. Int J Obes (Lond) 2006; 30: 492–499.
19. **Pivarnik J.** Potential effects of maternal activity on birth weight: brief review. Med Sci Sports Exer 1998; 30: 400–406.
20. **Ravelli G, Stein Z, Susser M.** Obesity in young men after famine exposure in utero and early infancy. New Engl J Med 1976; 295: 349–353.
21. **Rosenberg T, Garbers S, Chavkin W, Chiasson M.** Prepregnancy weight and adverse perinatal outcomes in an ethically diverse population. Obstet Gynecol 2003; 102: 1022–1027.

22. **Schiessl B, Beyerlein A, Lack N, von Kries R.** Temporal trends in pregnancy weight gain and birth weight in Bavaria 2000–2007: slightly decreasing birth weight with increasing weight gain in pregnancy. J Perinat Med 2009; 37: 374–379.

23. **Sewell M, Huston-Presley L, Super D, Catalano P.** Increased neonatal fat mass, not lean body mass, is associated with maternal obesity. Am J Obstet Gynecol 2006; 195: 1100–1103.

24. **Sichieri R, Field AE, Rich-Edwards J, Willett WC.** Prospective assessment of exclusive breastfeeding in relation to weight change in women. Int J Obes (London) 2003; 27: 815–820.

25. **Taylor PD, Poston L.** Developmental programming of obesity in mammals. Exp Physiol 2007; 92: 287–298.

26. **Voigt M, Straube S, Zygmunt M, Krafczyk B, Schneider KTM, Briese V.** Obesity and pregnancy – a risk profile. Z Geburtsh Neonatol 2008; 212: 201–205.

27. **Von Kries R, Ehrenauer R, Beyerlein A, Amann-Gassner U, Hauner H, Rosario AS.** Gestational weight gain and overweight in children: Results from the cross-sectional KiGGS study. Int. J Pediatr 2010 May 5.

28. **Wolff S, Legarth J, Vangsgaard K, Toubro S, Astrup A**. A randomized trial of the effects of dietary counselling on gestational weight gain and glucose metabolism in obese pregnant women. Int J Obes (London) 2008; 32: 495–501.

# 10 Bewegung in Schwangerschaft und Stillperiode bei mütterlichem Übergewicht

ULRIKE KORSTEN-RECK

## Einleitung

Lange Zeit war man der Ansicht, dass sportliche Betätigung in der Schwangerschaft für die Schwangere und deren Ungeborenes negative Auswirkungen habe. In den letzten Jahrzehnten hat sich diese Ansicht deutlich geändert [7, 20, 50].

Frauen, die vor der Schwangerschaft regelmäßig Sport betreiben, möchten ihre körperliche Fitness und ihr sportlich geprägtes Lebensgefühl während der Schwangerschaft nicht einbüßen. Aber auch bisher sportlich inaktive Frauen entwickeln häufig in der Schwangerschaft ein ausgeprägtes Gesundheitsbewusstsein mit dem Wunsch, sich gesund zu ernähren und sportlich zu betätigen. Speziell Leistungssportlerinnen wollen ihr Training fortführen, um die sportliche und berufliche Karriere auch nach der Schwangerschaft fortsetzen zu können. Beachtung müssen allerdings besondere Risikogruppen, wie adipöse Frauen, finden. Der Prozentsatz übergewichtiger Frauen im gebärfähigen Alter (20–39 Jahre) hat sich in den USA zwischen den Zeiträumen 1988–1994 und 1999–2000 fast verdoppelt. Betroffen sind nun 49 % der weißen und 70 % der schwarzen Frauen [32]. Der Prozentsatz adipöser weißer Frauen im Alter von 20–30 Jahren erhöhte sich von 15 % in den Jahren von 1988–1994 und auf 24 % von 1999–2000. Bei schwarzen Frauen hat sich die Zahl sogar verdoppelt. Obwohl die Bedeutung dieser Trends für die kardiovaskulären Erkrankungen und für den Diabetes Beachtung gefunden haben, sind die Effekte bezüglich der Reproduktion und Schwangerschaft weniger im Bewusstsein, und der Transfer von ärztlicher Seite zu den betroffenen Frauen gelingt nur ungenügend. Übergewicht oder Adipositas vor, während und nach der Schwangerschaft beinhaltet Risiken und kann zu Komplikationen führen, die durch Lebenstilinterventionen mit regelmäßiger aerober körperlicher Aktivität reduziert werden können.

Für alle Frauen stellt sich jedoch die Frage, welche Sportarten oder Disziplinen mit welcher Intensität und Häufigkeit betrieben werden können, ohne sich selbst sowie die Entwicklung des Kindes zu gefährden. Die Medizin muss alle denkbaren Anstrengungen unternehmen, die Fitness der Frauen vor der Konzeption so intensiv wie möglich einzufordern und so viel wie möglich Schwangere zum Sport zu bringen, um damit zu einer wichtigen Verbesserung ihrer medizinischen Risiken beizutragen.

## Physiologische Veränderungen in der Schwangerschaft

In der Schwangerschaft kommt es im mütterlichen Organismus zu Anpassungsreaktionen, die die körperliche Leistungsfähigkeit beeinflussen. Neben der Gewichtszunahme sind folgende Veränderungen zu nennen.

### Kardiovaskuläre und respiratorische Veränderungen

Bereits in der Frühschwangerschaft führt eine hormonell bedingte Tonusabnahme der glatten Muskulatur zur Dilatation der Arteriolen und venösen Gefäße [29]. Dadurch kommt es zu einer relativen Abnahme des zirkulierenden Blutvolumens, welche das Renin-Angiotensin-Aldosteron-System aktiviert. Natrium- und Wasserrückresorption steigen an, und als Folge davon nimmt das Plasmavolumen zu. Diese Volumenzunahme bewirkt eine Veränderung von Herzschlagvolumen, Herzfrequenz und damit Herzzeitvolumen. Der erhöhte Ruhe-Sauerstoffbedarf wird durch eine vermehrte alveoläre Ventilation bereitgestellt. Das Atemminutenvolumen steigt um bis zu 50 % an [2, 4]. Die Anpassungsvorgänge sind mit einem Ausdauertraining vergleichbar [3, 7, 9].

Der mittlere, arterielle Blutdruck sinkt um 5–10 mmHg bis zur Mitte des zweiten Trimenons. Dieser Effekt wird durch die Abnahme des Gefäßwiderstandes bedingt. Zusätzlich entsteht eine vermehrte uterine Durchblutung und Vaskularisierung im Bereich von Uterus und Plazenta. Durch die Zunahme des Plasmavolumens kommt es reaktiv zu einer Vermehrung der Erythrozyten. Diese Erhöhung der Erythrozytenmenge bleibt dabei hinter der des Plasmavolumens zurück und folglich sinkt der Hämatokrit. Hierdurch wird die Rheologie verbessert [22].

Die Ausbildung von Ödemen und Varizen in den Beinen, in Vulva, Vagina und rektalem Venenplexus wird, vor allem bei entsprechender Disposition, durch die Schwangerschaft begünstigt. Als auslösende Faktoren sind Vasodilatation, erhöhter intraabdomineller Druck und erschwerter Rückfluss durch die Kompression der Gefäße im Beckenbereich zu nennen.

Die Koagulolabilität des Plasmas ist in der Schwangerschaft erheblich gesteigert. Im Wesentlichen kommt es durch die Erhöhung der Östrogene zu Veränderungen des prokoagulatorischen Potenzials, der Gerinnungsinhibitoren, des fibrinolytischen Systems und der Thrombozyten. Dadurch erhöht sich das Risiko für Thrombosen, Thrombophlebitiden und Lungenembolien. Das Risiko für eine Thrombose in der Schwangerschaft liegt bei 1 %, die häufigste Todesursache in der Schwangerschaft ist die Lungenembolie [23].

### Anpassungen des Glukosestoffwechsels

Hormonelle Veränderungen während der Schwangerschaft (Östrogene, Prolaktin, HPL, Cortisol, Progesteron) führen zunehmend zu einer erhöhten Insulinresistenz und bewirken damit sekundär eine vermehrte Insulinausschüttung. Diese diabetogene Stoffwechsellage sowie die Zunahme des Körpergewichts können zur Entwicklung eines Gestationsdiabetes (GDM) führen. Die Inzidenz des GDM liegt in Deutschland bei 5–10 % [34, 36, 43]. Der fetale Blutzuckerspiegel hängt direkt vom mütterlichen Glukosespiegel ab und das Kind ist diesem ausgesetzt. Man spricht von fetaler Programmierung (Abb. 1).

### Muskuloskelettale Veränderungen

Das Körpergewicht steigt in einer Schwangerschaft um 15–25 % an und erhöht die Kräfte, die auf die Gelenke wirken. Am

Abb. 1: Grundlegendes Konzept zur Entstehung von Übergewicht und Adipositas (nach Plagemann A. Moderne Ernährung.LCI 2008).

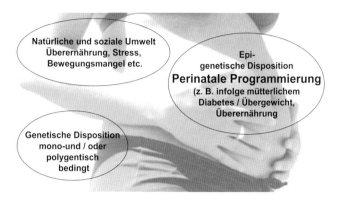

Bewegungsapparat kommt es unter dem Einfluss von Relaxin und Östrogenen zu einer leichteren Überstreckbarkeit von Sehnen und Bändern [4, 17]. Damit ist in den Endstellungen der Gelenke die Verletzungsgefahr durch ungünstigere Hebelverhältnisse und durch zusätzliches Gewicht erhöht. Die Auflockerung der Bandverbindungen führt am Becken zu einer Erweiterung des Beckenrings, damit das Kind den Geburtskanal besser passieren kann.

Durch den vergrößerten Uterus und die Volumenzunahme der Brüste resultiert eine Verlagerung des Körperschwerpunktes nach vorne, welche mit einer Kippung des Beckens und einer verstärkten lumbalen Lordosierung einhergeht. Das Auftreten von Rückenschmerzen wird begünstigt. Mit zunehmender Bauchentwicklung vermindert sich bei der Schwangeren die Gangkontrolle, sie kann beim Gehen und Laufen das Aufsetzen der Füße optisch nicht mehr kontrollieren: Der Gang wird unsicher, die Sturzgefahr nimmt deutlich zu [48, 50].

**Psychische Faktoren**

In der Schwangerschaft kommt es zu hormonellen und körperlichen Veränderungen, die auch die Psyche beeinflussen. Die anfängliche Übelkeit, deutliche Müdigkeit und Antriebsminderung verschwinden oder verbessern sich deutlich nach den ersten zwölf Wochen. Veränderungen der Stimmungslage bis hin zur Depression, plötzliche Stimmungsschwankungen und Schlafstörungen werden nur selten beschrieben. Am Ende der Schwangerschaft stört der große Bauchumfang den Schlaf.

## Auswirkungen und mögliche Gefahren sportlicher Betätigung auf den Organismus der Schwangeren

Durch die Fortführung einer sportlichen Tätigkeit in der Schwangerschaft kann bei bisher sportlich aktiven Frauen die Fitness erhalten und bei bis dato sportlich inaktiven Frauen eine Grundfitness erreicht werden. Hieraus ergeben sich Vorteile für Schwangerschaftsverlauf, Geburt und post partum.

Durch Sport wird die körperliche Leistungsfähigkeit während und nach der Schwangerschaft erhöht. Dies erleichtert die Entbindung und das Wochenbett. Darüber hinaus wird einer übermäßigen Gewichtszunahme in der Schwangerschaft entgegengewirkt und nach der Schwangerschaft wird das frühere Gewicht häufiger wieder erreicht [16]. Das Problem einer Inkontinenz tritt bei Frauen, die in der Schwangerschaft sportlich aktiv waren, später seltener auf [7, 8].

Unterstützend kommt hinzu, dass generell kein kausaler Zusammenhang zwischen sportlicher Betätigung während der Schwangerschaft und erhöhten Fehlbildungsraten aufgezeigt werden konnte [1, 22, 28].

Als potenzielles Risiko für das Kind wird eine erhöhte Körpertemperatur, wie sie z.B. bei sportlicher Betätigung auftritt, diskutiert. Ausgangspunkt waren die in Tierstudien nachgewiesenen Fehlbildungen bei erhöhter fetaler Körpertemperatur im ersten Trimenon, die insbesondere zu Neuralrohrdefekten führten [22], und die ebenso bei hohem Fieber über mehrere Tage in der Frühschwangerschaft auftraten. Bei längerem, intensivem Ausdauertraining kommt es, besonders bei hohen Außentemperaturen, zu einem deutlichen Anstieg der Körperkerntemperatur bis auf 41 °C. Erhöhte mütterliche und fetale Temperaturen können zu nachteiligen Auswirkungen führen. Es kommt zu einer Blutumverteilung zu Gunsten der Haut auf Kosten der Uterusdurchblutung. Dies kann dann im späteren Schwangerschaftsverlauf bei Erhöhung der Körperkerntemperatur zur Minderversorgung des Feten mit Blut und zu vorzeitigen Wehen führen.

Tatsächlich zeigte sich in verschiedenen Studien, dass ein moderates Training in Abhängigkeit von Gestationsalter, mütterlicher Fitness und betriebener Sportart bei unauffälligem Schwangerschaftsverlauf und ohne Risikofaktoren keinen Einfluss auf die fetale Mortalität und Morbidität hat [4, 22, 24, 39].

Bei Saunagängen bis zu zehn Minuten steigt die axilläre Temperatur im Mittel von 36,4 °C auf 37,7 °C an. Saunieren bis zehn Minuten ist deshalb vertretbar.

Die Risiken einer sportlichen Betätigung in der Schwangerschaft für das Kind liegen in erster Linie in der Verletzungsgefahr. Im ersten Trimenon ist das Kind hinter der Symphyse gut geschützt und die Gefahr einer direkten Verletzung ist als gering einzustufen. Auch scheint das Abortrisiko durch moderate sportliche Betätigung nicht erhöht zu sein [7]. Bei vorausgegangenen Fehlgeburten, bei Blutungen in der Frühschwangerschaft, bei Zwillingsschwangerschaften oder nach Sterilitätstherapie sollte erst nach ärztlicher Rückversicherung Sport betrieben werden. Im zweiten und dritten Trimenon können stumpfe Traumata den Fetus direkt bedrohen. Vorzeitige Wehen oder Plazentalösung können die Folge sein. Das Risiko eines vorzeitigen Blasensprungs scheint durch eine sportliche Betätigung nicht erhöht zu sein [18, 22].

## Hämodynamik

Das physiologisch in der Schwangerschaft vergrößerte Plasmavolumen und das Herzzeitvolumen werden durch regelmäßiges, moderates, aerobes Ausdauertraining zusätzlich erhöht. Nur unter diesen Trainingsbedingungen wird eine suffiziente Blutversorgung des Fetus während der Belastung sichergestellt [4, 7, 8]. Bei intensiveren körperlichen Belastungen kommt es zu einer Blutumverteilung mit einem bis zu 20-fachen Anstieg der arbeitenden Muskulatur auf Kosten einer beträchtlichen Reduktion der Eingeweide- und Nierendurchblutung, wahrscheinlich auch des Uterus [25]. Bei mütterlicher erschöpfender Belastung mit Herzfrequenzanstiegen bis zu 210 Schlägen/min kam es bei drei von 19 Feten zu einer ausgeprägten Bradykardie als Zeichen einer passageren Plazentainsuffizienz [4]. In einer prospektiven Studie zur Beurteilung längerfristiger Auswirkungen von intensivem Sport in der Schwangerschaft konnten *Clapp* et al. nachweisen, dass höhere Belastungen ohne deutliche Reduktion der Leistungsumfänge eine erhöhte Frühgeburtlichkeit mit sich bringen und eine für die Tragzeit deutliche Retardierung entsteht [8, 45]. Als Kompensationsmechanismus der Blutumverteilung zugunsten der Skelettmuskulatur bei sportlicher Belastung wird die Durchblutung der Plazenta weniger eingeschränkt als die des Myometriums. Darüber hinaus werden die arteriovenöse Sauerstoffdifferenz und die Substrataufnahme in die Plazenta erhöht [17]. Durch regelmäßige sportliche Aktivität sinkt das Risiko für die Entstehung von Thrombosen und Krampfadern.

## Muskuloskelettales System
Durch die physiologische Auflockerung von Sehnen, Bändern und Gelenken und die schwangerschaftsbedingt höheren Kräfte, die auf die Gelenke wirken, steigt das Risiko für Distorsionen oder andere Verletzungen. Dazu gibt es in der Literatur jedoch unterschiedliche Angaben [4, 7]. Das gegebene Verletzungsrisiko soll die Schwangere, aber auch den betreuende Arzt

und Trainer nicht davon abhalten, zum geeigneten Sport in der Schwangerschaft zu raten, denn die Vorteile überwiegen bei weitem die aufgezeigten Risiken. Ein ständiges Training in der Schwangerschaft erhöht die Bewegungssicherheit und schult die Koordination der sich ständig ändernden Hebelverhältnisse auf Grund der Brust- und Bauchentwicklung nach vorne. Darüber hinaus lassen sich Haltungsschäden und Rückenprobleme vermindern.

Das Risiko einer Verletzung durch spontane, unüberlegte und nicht bewusst kontrollierte Bewegungen sollte minimiert werden. Bei Verdacht auf eine Band- oder Sehnenruptur oder eine Knochenfraktur kann der behandelnde Arzt nicht in gleicher Weise diagnostizieren und therapieren. Röntgenuntersuchungen, Computer- und Kernspintomografie, der Einsatz von Medikamenten und Operationen mit Narkose bergen für die Schwangerschaft Risiken. Eine nachfolgende Ruhigstellung und Schonung bei in der Schwangerschaft bereits drei- bis vierfach erhöhtem Thromboserisiko führt zu zusätzlichen Gefahren für Mutter und Feten.

## Psyche
Neben den körperlichen Auswirkungen bewirkt eine regelmäßige, sportliche Betätigung auch Anpassungen auf psychischer Ebene. Die Veränderungen in der Schwangerschaft werden von sportlich aktiven Frauen besser kompensiert. Plötzliche Stimmungsschwankungen treten seltener auf, das Körpergefühl ist verbessert und das allgemeine Wohlbefinden erhöht. Auch sind postpartale Depressionen seltener und die Mutter-Kind-Beziehung ist entspannter [4, 7, 17, 22].

# Bedeutung der körperlichen Aktivität in der Prävention der schwangerschaftsbedingten Erkrankungen

## Risiken durch Übergewicht und Nutzen der körperlichen Aktivität im Vorfeld der Konzeption

Übergewichtige oder adipöse Frauen haben ein erhöhtes Risiko für Zyklusstörungen und Infertilität (polyzystisches Ovarialsyndrom, PCOS), wodurch es zu keiner Konzeption kommt. Mit zunehmendem Body-Mass-Index (BMI) treten vermehrt anovulatorische Zyklen auf, und die medikamentöse Behandlung mit Clomifencitraten und Gonadotropinen erfordert höhere Konzentrationen, um eine Ovaluation zu induzieren. Nach In-vitro-Fertilisation und Insemination nimmt auch die Fehlgeburtrate bei diesen Frauen zu.

Die Effektivität eines Interventionsprogramms mit einer Gewichtsreduktion zwischen 10,2 und 4,3 kg durch körperliche Aktivität über sechs Monate konnte an der verbesserten Ovulation (80 % waren vor der Intervention anovulatorisch) mit 90 % nachgewiesen werden [10]. Auch konnte die Fehlgeburtrate in der Folge dramatisch reduziert werden (75 % vor, 18 % nach der Intervention). Daraus wurde geschlossen, dass die verbesserte Fertilität dadurch hervorgerufen wurde, dass es durch die Intervention zu einer verbesserten Insulinresistenz und zu niedrigeren Insulinkonzentrationen kommt, die wiederum positiv auf die reproduktiven Hormonprofile wirken. Die Intervention mit Ernährungsumstellung und körperlicher Aktivität war 60-mal kosteneffektiver und erzielte eine Erfolgsrate von 67 % gegenüber 3 % bei traditioneller Infertilitätsbehandlung. Somit ist der Gewichtsverlust durch Ernährungsumstellung und körperliche Aktivität vor der Konzeption ein Meilenstein in der Fertilitätsbehandlung übergewichtiger und adipöser Frauen.

## Risiken der Adipositas und Nutzen der körperlichen Aktivität während der Schwangerschaft

Das Risiko mütterlicher und fetaler Komplikationen erhöht sich mit dem Grad des Übergewichts. Die Inzidenz der Präeklampsie verdoppelt sich mit jeden 5–7 $kg/m^2$ Zunahme des vor der Schwangerschaft bestehenden BMI. Das Risiko des GDM erhöht sich auch progressiv für Frauen, die übergewichtig, adipös und morbidadipös sind [5, 6]. Die hohe Inzidenz von Komplikationen bei übergewichtigen und adipösen Frauen erhöht die Krankenhauskosten um ein 5-Faches.

Regelmäßige körperliche Aktivität vor der Schwangerschaft, die die Aktivität vor der Konzeption und während der Schwangerschaft miteinbezieht, mag durch verschiedene Mechanismen adipositasabhängige Komplikationen und ungünstige Schwangerschaftsfolgen verhindern.

1. Der durch körperliche Aktivität induzierte Gewichtsverlust vor der Konzeption, der sich idealerweise in einem im gesunden Bereich liegenden BMI zeigt, kann die adipositasabhängige Erhöhung der oben beschriebenen Risiken für Komplikationen verhindern.
2. Die Studienlage unterstützt, dass regelmäßige aerobe körperliche Aktivität, die während der Schwangerschaft durchgeführt wird, sogar den GDM und die Präeklampsie verhindern kann [45, 46].

Körperliche Aktivität während der Schwangerschaft kann Frauen helfen, eine exsessive Gewichtszunahme zu verhindern und damit nach der Entbindung leichter das Gewicht wieder zu erreichen, das vor der Schwangerschaft bestanden hatte [41].

## Wert körperlicher Aktivität bezüglich des GDM

Ein häufigeres Auftreten des GDM ist assoziiert mit einem höheren Gewicht vor der Schwangerschaft, mit dem BMI generell und der Gewichtszunahme während der Schwangerschaft. Darüber hinaus sind ein hoher BMI und eine Adipositas vor der Schwangerschaft als Prädiktoren für einen Diabetes mellitus Typ 2 nach der Geburt zu bezeichnen.

Frauen, die in ihrer Freizeit im letzten Jahr vor der Schwangerschaft körperlich aktiv waren, zeigten eine 51 %ige Reduktion des GDM-Risikos. Darüber hinaus war bei Frauen, die zusätzlich in den ersten 20 Wochen der Schwangerschaft körperlich aktiv waren, das GDM-Risiko nach Korrektur der Confounder-Variablen um 60 % reduziert [13, 14].

*Mottola* konnte zeigen, dass in Biopsien des M. vastus lateralis im späten Gestationsalter GLUT-4, ein insulinsensitives Glukosetransportprotein bei Frauen, die ein mildes körperliches Training durchführten, höher war als bei Frauen, die moderat bis intensiv trainierten. Weitere Studien [30, 31] zeigten, dass eine Kombination aus Ernährungskontrolle und milder körperlicher Aktivität von 30 % VO2 peak, ungeachtet der Modalität der Aktivität als Schlüsselfaktor für GDM-Risikofrauen gelten kann, wodurch sie ihre Blutglukosekonzentration kontrollieren und eine exzessive Gewichtszunahme während der

Schwangerschaft verhindern konnten. Obwohl diese Daten vorläufigen Charakter haben, scheint ein mit Ernährung und körperlicher Aktivität als Lebenstil ausgerichtetes Programm (Nutrition and Exercise Lifestyle Intervention Program, NELIP) eine Strategie zur GDM-Prävention sowohl bei Schwangeren als auch bei Frauen, die schon geboren haben, zu sein.

### Grundlegendes zum GDM

Der GDM ist definiert als Glukoseintoleranz, die erstmals während der Schwangerschaft beobachtet oder diagnostiziert wird. Die muskuläre Insulinresistenz reduziert die Aufnahme von Glukose in die Muskelzelle, woraus eine Erhöhung der mütterlichen Blutzuckerkonzentration resultiert. Die Insulinresistenz in der Mitte der Schwangerschaft ist eine normale Antwort auf die Kaskade hormoneller Veränderungen, die eine adäquate mütterliche Blutzuckerkonzentration absichert, um das Wachstum und die Entwicklung des Feten zu gewährleisten [3].

Bei Frauen mit GDM ist die Erhöhung der Insulinresistenz überschießend, eine ausgeprägte metabolische Kompensation für adäquates fetales Wachstum und Entwicklung wird durch die mütterliche Hyperglykämie ermöglicht. Diese unkontrollierten Hyperglykämien führen zu Komplikationen bei Wehentätigkeit und Entbindung [21].

Risikofaktoren für den GDM sind neben familiären Faktoren und dem Alter der Mutter über 35 Jahren Übergewicht (BMI > 25 kg/m$^2$) oder Adipositas (BMI > 30 kg/m$^2$). Frauen mit GDM haben eine erhöhte Inzidenz an Präklampsie und einem sich daraus entwickelnden Diabetes mellitus Typ 2. Das Geburtsgewicht der Kinder liegt über 4000 g, das Risiko der Adipositas im Kindesalter mit einem erhöhten Risiko für Diabetes mellitus Typ 2 weist den Teufelskreis auf.

Nach neuen Empfehlungen sollte zwischen der 25. und 28. Schwangerschaftswoche ein Screening erfolgen [1], da auch in Deutschland die Fälle von unerkanntem GDM zunehmen.

Körperliche Aktivität ist eine begleitende Empfehlung zur Behandlung des GDM, wobei die Frequenz, Intensität, Art und Dauer abhängig sein sollten sowohl von der individuellen Schwangerschaftssituation als auch der individuellen Fitness. Die existierenden Studien, die bezüglich des GDM erfolgreich sind, gehen von einer $\geq 55\%$ VO2 max aus.

## Wert der körperlichen Aktivität bezüglich der Präeklampsie

Die Präeklampsie ist eine ernste Schwangerschaftserkrankung, die in der Regel nach der 20. Schwangerschaftswoche auftritt und durch einen persistierenden Bluthochdruck (RR > 140/90 mmHg) und eine Proteinurie (Eiweiß $\geq 0,3$ g/d im 24-h-Urin) gekennzeichnet ist [1]. Eine Präeklampsie entwickelt sich in 2–7 % aller gesunden erstgebärenden Schwangeren [46]. Die Komplikationen reichen von Frühgeburt, Nierenversagen, Lungenödem, zerebralen Blutungen bis hin zur Notwendigkeit einer sofortigen Sectio ungeachtet des Gestationsalters.

Der Präeklampsie liegen vermutlich eine abnorme Entwicklung der Plazenta, oxidativer Stress, eine immunologische Fehladaptation und genetische Faktoren zugrunde. All dies führt zu einer endothelialen

Dysfunktion, die wiederum die Symptome der Präeklampsie fördert.

Epidemiolgische Studien weisen darauf hin, dass regelmäßige körperliche Freizeitaktivität in der frühen Schwangerschaft mit einem reduzierten Risiko der Präeklampsie assoziiert ist. In einigen Studien wiesen Frauen mit einem höheren Energieumsatz die geringste Präeklampsierate auf, andere Untersuchungen zeigten jedoch keine Veränderung. Den besten Effekt zeigten jedoch diejenigen Untersuchungen, in denen körperliche Aktivität regelmäßig durchgeführt wurde [42–44].

### Verbessertes Wachstum der Plazenta und bessere Vaskularisierung

Eine inadäquate uterine Gefäßregulation in der frühen Schwangerschaft kann zu intermittierender Hypoxie und Reperfusionssituationen führen, die zu erhöhten Zytokinen oder Lipidperoxiden im mütterlichen Blutkreislauf führen. Wiederholte Hypoxie und Reperfusion erhöht die mütterliche Fähigkeit, große Mengen an reaktiven Sauerstoffspezies (reactive oxygen species, ROS) zu beseitigen. Die Erhöhung aller dieser inflammatorischen Substanzen, die an den mütterlichen Kreislauf abgegeben werden, bewirkt den oxidativen Stress, der wiederum zur endothelialen Dysfunktion und Präeklampsie führt [40].

Regelmäßige körperliche Aktivität in der frühen Schwangerschaft stimuliert das Plazentawachstum und könnte gegen die pathophysiologischen plazentaren Veränderungen, die zur Präeklampsie führen, schützen. Frauen, die in der Frühschwangerschaft mit einem körperlichen Training beginnen, zeigen ein erhöhtes Plazentavolumen, eine größere Wachstumsrate [8] und ein dichteres villöses Zottengewebe. Das bessere Plazentawachstum und die verbesserte Vaskularisierung verbessern die Perfusion und die Transportkapazität als adaptive Antwort auf körperliche Aktivität.

### Reduktion der Inflammation durch körperliche Aktivität

Obwohl der Effekt auf die Inflammation während der Schwangerschaft nicht bekannt ist, unterstützt die überwiegende Evidenz, dass der antiinflammatorische Effekt körperlicher Aktivität bei Nichtschwangeren und bei herzkranken Patienten gegeben ist [15]. Frauen im obersten Quintil der körperlichen Aktivität konnten eine 68%ige Reduktion des C-reaktiven Proteins (CRP) im Vergleich mit dem niedrigsten Quintil aufweisen [34]. Eine moderate Assoziation zwischen körperlicher Aktivität einerseits sowie BMI und Leptin als Indikator der Fettmasse andererseits legt nahe, dass der antiinflammatorische Effekt durch körperliche Aktivität durch Veränderungen der Körperkomposition vermittelt wird. Der Effekt körperlicher Aktivität auf das CRP könnte auch vom CRP-Basiswert abhängig sein [27]. So zeigten Patienten mit hohen Ausgangswerten eine deutliche Absenkung durch körperliche Aktivität. Wenn körperliche Aktivität bei Schwangeren auch ähnliche Effekte erzielt, könnte dies auch die systemische inflammatorische Antwort, wie sie bei Präeklamsie auftritt, verhindern.

Die Korrektur der endothelialen Dysfunktion durch körperliche Aktivität könnte man sich analog den beschriebenen positiven Adaptationen herzkranker Patienten mit einer Ökonomisierung der Herz-Kreislauf-Funktion auch für die pathologischen Prozesse der Präeklamsie vorstellen.

### Körperliche Aktivität als begleitende Therapie der schwangerschaftsinduzierten Hypertonie

Die Richtlinien zur Behandlung der schwangerschaftsinduzierten Hypertonie beinhalteten traditionellerweise Bettruhe, um den Blutdruckanstieg unter körperlicher Aktivität zu vermeiden. Ein Drittel aller betroffenen Frauen hatte mit Bettruhe keinen Erfolg und zeigte keine Beeinflussung einer milden Präklampsie am Ende der Schwangerschaft. Neuere Empfehlungen beziehen in den normalen Alltag Ruhephasen ein, sodass ein stabiler Zustand gesichert werden kann. Der Anstrengungsgrad der körperlichen Aktivität ist sehr individuell und muss bezüglich der mütterlichen Hypertonie und der Auswirkungen auf den Feten abgesichert werden.

In einer Studie wurde die Natriumclearance normotensiver Schwangerer und Schwangerer mit Präeklampsie in Ruhe und bei 10- bis 16-minütigem Radtraining bestimmt. Dabei stieg der Blutfluss in den Beinen geringfügig an, der uterine Blutfluss fiel im Gegenzug geringfügig ab. Die Autoren vermuteten, dass dieser Rückgang für den Feten unbedeutend ist, solange keine schwere Präeklampsie vorliegt.

In den vorliegenden Studien wurde jedoch nicht strikt nach Gestationshypertonie, chonischer Hypertonie und Präeklampsie getrennt. Die Ätiologie dieser Störungen mag sich unterscheiden und der Effekt körperlicher Aktivität sollte in jedem Fall isoliert überprüft werden. Ein Monitoring des Feten ist notwendig, um seine Sicherheit unter allen Bedingungen gewährleisten zu können. Der Benefit körperlicher Aktivität als adjuvante Hypertonietherapie wurde nicht überprüft. Die kurze Zeit von zehn bis 16 Minuten liegt in allen Studien mit Schwangeren deutlich unter der Empfehlung von 30 Minuten körperlicher Aktivität, um den Blutdruck bei nicht schwangeren Hochdruckpatienten abzusenken [33]. Der Langzeiteffekt der Beanspruchung größerer Muskelmasse auf den mütterlichen Blutdruck, die fetale Herzfrequenz und der Verlauf der Schwangerschaft hat für Frauen mit Gestationshypertonie, chonischer Hypertonie und Präeklampsie große Auswirkungen auf die Behandlung. Das relative Risiko für Komplikationen bei übergewichtigen und adipösen Frauen geht aus Tabelle 1 hervor.

## Empfehlungen zum Training in der Schwangerschaft

Die körperlichen Belastungen müssen den bereits genannten physiologischen Verän-

Tab. 1: Relatives Risiko für Komplikationen bei übergewichtigen und adipösen Frauen (nach Weissgerber et al. 2006).

| | Relatives Risiko für übergewichtige Frauen | Relatives Risiko für adipöse Frauen | Literatur |
|---|---|---|---|
| **Mütterliche Folgen** | | | |
| )) Präeklampsie | 2,0 (1,8/2,2)* | 3,3 (3,0/3,7)* | Baeten et al. 2001 |
| )) Präeklampsie und PIH | 1,7 (1,0/2,8)**' | 5.6 (3,5/9,0)** | Jensen et al. 2003 |
| )) GDM | 2,4 ( 2,0/2,9)* | 5,2 (4,3/6,2)* | Baeten et al. 2001 |
| )) Schwierige Wehen | 1,5 (1,1/2,2)** | 3,2 (2,2/4,6)** | Jensen et al. 2003 |
| )) Sectio-Geburt | 1,6 (1,2/2,3)** | 2,7 (1,9/3,8)** | Jensen et al. 2003 |
| | 1,8 (1,6/1,9)* | 2,7 (2,5/2,9*) | Baeten et al. 2001 |
| **Fetale Folgen** | | | |
| )) Makrosomie | 1,5 (1,4/1,6)* | 2,1 (1,9/2,4)* | Baeten et al. 2001 |
| | 1,4 (1,0/1,9)** | 2,2 (1,6/3,8)** | Jensen et al. 2001 |
| )) LGA-Kind | 1,1 (0,8/1,5)** | 2,5 (1,8/3,6)** | Jensen et al. 2003 |
| )) Später fetaler Tod | 1,6 (1,1/2,3)* | 2,6,(1,7/3,7)* | Cnattingius et al. 1998 |

Übergewicht ist definiert als BMI von 25,0–29,9 kg/m² vor der Schwangerschaft, Adipositas als BMI ≥ 30 kg/m²; später fetaler Tod ist definiert als Totgeburt nach der 28. Schwangerschaftswoche; GDM = Gestationsdiabetes; LGA = groß für die Schwangerschaftswoche; PIH= durch die Schwangerschaft induzierte Hypertonie
* verglichen mit einer Referenzgruppe mit einem BMI < 20 kg/m²
** verglichen mit einer Gruppe mit einem BMI zwischen 18,5 kg/m² und 24,9 kg/m²

derungen in einer Schwangerschaft Rechnung tragen. Die bisherigen sportlichen Aktivitäten können bei Eintritt einer Schwangerschaft beibehalten werden, sollten aber im zweiten und dritten Trimenon langsam reduziert werden. Eine leistungsorientierte Sportausübung oder Wettkämpfe sind nicht zu empfehlen.

Voraussetzung für ein regelmäßiges Training ist eine unkomplizierte Schwangerschaft. Bei Komplikationen muss die sportliche Betätigung abgebrochen und der Frauenarzt konsultiert werden.

Grundsätzlich sollte eine Schwangerschaft nicht die Lebensphase sein, um die sportliche Leistungsfähigkeit zu verbessern. Unter Beachtung der oben aufgeführten allgemeinen Trainingshinweise, Vorsichtsmaßnahmen und Kontraindikationen ist ein körperliches Training zum Erhalt der Fitness angezeigt.

Frauen, die bis zur Schwangerschaft sportlich aktiv waren, kann geraten werden, ihr Training entsprechend den oben genannten Einschränkungen fortzuführen. Bei sportlich bisher nicht aktiven Frauen sollte die Trainingsdauer und -häufigkeit langsam auf drei- bis viermal 30 Minuten pro Woche gesteigert werden.

Leistungssportlerinnen können ein der Schwangerschaft angepasstes Basisausdauertraining durchführen. Es zeigt sich, dass hierdurch die Ausdauerleistungsfähigkeit nur geringfügig abnimmt und nach dem Wochenbett schnell wieder erreicht wird [19, 45]. Von einem Maximalkrafttraining sollte abgesehen werden, da durch einen erhöhten abdominalen Druck die uterine Perfusion möglicherweise reduziert wird. Das potenziell erhöhte Verletzungsrisiko durch die Veränderungen im muskuloskelettalen System scheint bei Athletinnen im

Vergleich zu Nichtsportlerinnen vermindert zu sein. Ursache hierfür sind die trainingsbedingt verbesserte Koordination und erhöhte Muskelkraft.

Bei Frauen mit GDM oder Risikofaktoren ist eine sportliche Betätigung in Kombination mit diätetischen Maßnahmen unter Überwachung sinnvoll. Generell sind die Überernährung der Mutter und mangelnde körperliche Aktivität eine entscheidende Weichenstellung für das Neugeborene. Treten bestimmte Hormone während kritischer Phasen der frühen Entwicklung in abnormen Konzentrationen auf, kann es zu einer anhaltenden Fehlprogrammierung zentraler Regelkreise des Neugeborenen kommen. Erhöhte Insulinkonzentrationen während der Fetal- und Neugeborenenphase sind charakteristisch für Kinder diabetischer Mütter. Das mütterliche Überangebot an Glukose führt beim Feten zu einer regelrechten „Glukosemast" [37, 38]. Studien haben gezeigt, dass diese betroffenen Kinder dauerhaft gefährdet sind, an Adipositas und Diabetes zu erkranken. Diese epigenetische Programmierung scheint auch für übergewichtige Schwangere zu gelten. In den Industrienationen ist etwa jede zehnte Schwangerschaft von einer diabetischen Stoffwechsellage betroffen, ohne entdeckt zu werden. Aus präventivmedizinischer Sicht sollte ein diesbezügliches Screening für alle Schwangere Gesetz sein, und zur Vermeidung der Überfütterung des Neugeborenen sollte eine konsequente Stillförderung von allen beteiligten Ärzten (Gynäkologen, Kinderärzten und Hausärzten) unabdingbar propagiert werden.

### Allgemeine Hinweise für ein moderates Training [26]

» Neben einem aeroben Ausdauertraining (zwei- bis dreimal 30 min/Woche) im Bereich der aeroben Schwelle (AS) sind Kräftigungsübungen notwendig.

» Kräftigungsübungen (zwei- bis dreimal 30 min/Woche) sollten für alle großen Muskelgruppen (sechs bis acht Übungen) durchgeführt werden. Dabei sind die Widerstände gering und die Wiederholungszahlen hoch zu halten (zwei- bis dreimal 20 Wiederholungen; 45–60 % MVC). Darüber hinaus ist auf eine richtige Atemtechnik zu achten.

» Die Trainingsdauer sollte nach den Richtlinien des American College of Obstetrics and Gynecology [1] ca. 30 Minuten betragen und an den meisten Tagen der Woche erfolgen. Nach *Artal* [4] kann das Training bei trainierten Schwangeren auch bis zu 60 Minuten dauern.

» Die Trainingsintensität sollte im aeroben Bereich liegen. Als einfache Methode, um eine Überanstrengung zu vermeiden, gilt der „Talk Test", bei dem eine normale Unterhaltung während der Belastung möglich ist. Alternativ kann man sich auch nach der *Borg*-Skala richten, bei der das Belastungsempfinden zwischen 12 und 14 liegen sollte.

» Eine ausreichende Kohlenhydrat- und Flüssigkeitszufuhr, vorwiegend bei Ausdauerbelastungen, ist wichtig, um die Versorgung von Mutter und Fetus sicherzustellen und das Thromboserisiko zu senken.

» Extreme Beschleunigungen oder extremes Abbremsen des Körpers sind zu vermeiden. Durch schnelle Rotation um die Körperlängsachse in wechselnden Richtungen dreht sich das Kind mit. Da sich das Kind im Fruchtwasser wie ein Drehkreisel durch seine träge Masse jedoch nur verzögert mitdreht und dann verzögert wieder abgebremst wird, drohen dadurch Nabelschnurumschlingungen. Wie schnell diese entstehen können, ist mit letzter Sicherheit wissenschaftlich nicht untersuchbar.

» Übungen mit einer deutlichen Erhöhung des intraabdominalen Drucks sind zu vermeiden.

» Ab der 28. bis 30. Woche sollte zur Vermeidung eines Vena-cava-Kompressionssyndroms Sport in Rückenlage nicht erfolgen.

### Kontraindikationen für ein Training in der Schwangerschaft

Bestehen medizinische Risikofaktoren wie hämodynamisch wirksame Herzerkrankungen, restriktive Lungenerkrankungen mit Thoraxschmerzen oder Atemnot, frisch durchgemachte Infektionen, Bluthochdruck, Z.n. Sterilitätstherapie, Uterusfehlbildungen, Fehl- oder Frühgeburten bei einer vorherigen Gravidität, Mehrlingsschwangerschaft mit erhöhtem Risiko für vorzeitige Wehen und Mangelversorgung, bekannte Retardierung, verminderte Kindsbewegungen, Unwohlsein, Kopfschmerzen, Anschwellen der Extremitäten, Präeklampsie, Zervixinsuffizienz, Plazenta praevia, persistierende Blutungen oder Scheideninfektionen mit einem erhöhten Risiko für einen Blasensprung, so ist von einem Training abzusehen und eine eingehende fachärztliche Beurteilung notwendig.

## Sportarten mit günstiger Auswirkung für Mutter und Kind

» Wandern, Walking, Jogging, Nordic Walking, Skilanglauf, Gymnastik
» sportliche Aktivitäten auf max. 1400–2000 m Höhe [4]
» Radfahren in der Ebene: Hier trägt das Rad das Gewicht und entlastet die Wirbelsäule.
» Schwimmen eignet sich besonders für Schwangere, die zu Ödemen neigen. Durch den hydrostatischen Druck im Wasser erfolgt eine Umverteilung von Flüssigkeit aus dem extravasalen Raum und den oberflächlichen Venen in die großen venösen Gefäße und damit zu einer Erhöhung des intravasalen Volumens. Dadurch werden die Nieren besser durchblutet und die Diurese erhöht. Ödeme werden ausgeschwemmt. Entgegen weitläufiger Meinungen ist das Risiko für Vaginal- oder Amnioninfektionen durch Schwimmen nicht erhöht. Darüber hinaus stellt Schwimmen eine gelenkschonende Belastungsform dar. Die Wassertemperatur sollte nicht unter 20 °C und nicht über 33 °C liegen, um zusätzliche Kreislaufreaktionen zu vermeiden.
» Moderates, dynamisches Krafttraining an Geräten oder mit freien Gewichten unter Beanspruchung verschiedener Muskelgruppen kräftigt allgemein und verbessert die Beweglichkeit. Durch entsprechende Übungen zur Kräftigung der Rückenmuskulatur können Rückenschmerzen in und nach der Schwangerschaft vermieden werden. Auf eine richtige Atemtechnik zur Vermeidung eines *Valsalva*-Manövers ist zu achten.

## Sportarten mit deutlichen Risiken bei entsprechender Ausübungsintensität

» Laufen, Rudern, Bodenturnen, Tennis, Squash, Badminton, Tischtennis, Segeln, Golf, Hochsprung, Weitsprung, Kugelstoßen, Diskuswerfen, Hammerwerfen, Inline-skating

Bei den aufgeführten Sportarten besteht ein erhöhtes Verletzungsrisiko und bei hoher Belastungsintensität eine deutliche Gefahr für die fetale Mangelversorgung sowie für eine Nabelschnurumschlingung.

### Nicht zu empfehlende Sportarten

» Sportarten mit erhöhtem Sturz- und Verletzungsrisiko (Reiten, Klettern, alpines Skifahren, Mountainbiking, Eiskunstlauf, Geräteturnen, Wasserski, Surfen, Fallschirmspringen, Gleitschirmfliegen, Bungee-Jumping usw.)
» Mannschafts-, Kontakt- und Kampfsportarten (Ballsportarten, Fechten, Judo, Karate, Boxen usw.)
» Flaschentauchen (Gefahr von Spontanaborten, teratogene Effekte im ersten Trimenon, erhöhtes Frühgeburtsrisiko, Wachstumsretardierung und Dekompressionskrankheit mit dem Risiko der verschlechterten, plazentaren Durchblutung)
» körperliche Anstrengungen über 2000 m Höhe, Marathonlauf, Triathlon
» Bodybuilding, Gewichtheben, Kraftsport

Bei diesen Sportarten sind das Verletzungsrisiko für Mutter und Kind und die Belastungsintensität so hoch oder die Sauerstoffversorgung für das Kind ungewiss, sodass diese Sportarten sich für Schwangere nicht eignen.

## Geburt und Wochenbett

Entgegen früherer Auffassungen verläuft die Entbindung einer Sportlerin nicht erschwert. Zwar kann die Geburtseröffnungsphase bei einer Leistungssportlerin verlängert sein, die Austreibungsphase und die Gesamtgeburtsdauer können jedoch verkürzt sein. Die Sportlerin hat durch ihren Sport gelernt, ihren Körper besser einzuschätzen und mit Schmerzen entspannter umgehen zu können. Dies wirkt sich trotz muskulär besser ausgebildetem Körper entscheidend auf die Geburtsdauer aus [1].

Der Wochenbettverlauf ist wegen der positiven Auswirkungen der körperlichen Fitness bei Sportlerinnen eher unkompliziert.

Ein systematischer Trainingsaufbau kann bei unauffälligem Wochenbettverlauf vier Wochen nach der Entbindung beginnen. Dabei muss auf ein langsames, konsequentes Wiederaufbautraining des Sehnen-, Band- und Muskelapparates neben der Wiederherstellung der kardiopulmonalen Leistungsfähigkeit besonderer Wert gelegt werden. Das größte Augenmerk ist auf die erneute Festigung des Beckenbodens und die Verminderung der Rektusdiastase zu legen. Gezieltes Beckenbodentraining sollte als erstes begonnen und bis zu sechs Monaten fortgesetzt werden [31].

Bei Sportarten mit hohen Belastungen von Sehnen, Bändern und der Muskulatur ist wegen der Verletzungsanfälligkeit frühestens nach zwölf Wochen wieder ein volles Training zu empfehlen [50].

Wenn eine stillende Mutter wieder intensiven Sport treibt, muss sie ihre Trinkmenge nochmals deutlich steigern, um den zusätzlichen Flüssigkeitsverlust durch Schwitzen zu ersetzen. Anderenfalls geht die Milchbildung zurück. Bei erschöpfender, körperlicher Belastung droht auch die Milchqualität sich zu ändern. Die mütterliche Laktatazidose führt zu einem säuerlichen Milchgeschmack. Deshalb sollte eine stillende Mutter auf anaerobe Belastungen verzichten.

## Fazit

Die Weltgesundheitsorganisation (WHO) bezeichnet die Adipositas als globales Problem bzw. als eine Besorgnis erregende Epidemie [49]. Die körperliche Fitness der werdenden Mutter und generell die körperliche Aktivität ist eine Schlüsselfunktion in Anbetracht dieser Veränderungen für Mutter und Kind.

## Zusammenfassung

Regelmäßige körperliche Aktivität ist eine wichtige Komponente einer gesunden Schwangerschaft [11, 12]. Sport während einer Schwangerschaft auszuüben, führt aber häufig zur Verunsicherung und zu der Frage: Wie viel und welchen Sport soll eine Schwangere ausüben? Während der Schwangerschaft kommt es zu erheblichen physiologischen Veränderungen in der Hämodynamik, im Respirationstrakt, im muskuloskelettalen System, im Glukosestoffwechsel und im weiteren Endokrinium sowie in der Psyche, die sich mannigfaltig auf die Fitness und die sportliche Leistungsfähigkeit auswirken. Es ist allerdings erwiesen, dass Frauen, die am körperlich aktivsten sind, die geringste Prävalenz an Gestationsdiabetes aufweisen und dass darüber hinaus eine geringere Inzidenz von Adipositas und Diabetes mellitus Typ 2 bei Mutter und Kind festgestellt werden kann. Körperlich aktive Frauen entwickeln auch seltener eine Präeklampsie, wobei vier Mechanismen diesen protektiven Effekt körperlicher Aktivität erklären könnten:

1. verbessertes Wachstum und verbesserte Vaskularisierung der Plazenta
2. verminderter oxidativer Stress
3. reduzierte Inflammation
4. Anpassung der krankheitsbezogenen endothelialen Dysfunktion.

Körperliche Aktivität kann außerdem reproduktive Komplikationen, die durch eine Adipositas der Mutter bedingt sind, verhindern. Eine Adipositas der Mutter erhöht die Infertilität und die Fehlgeburtsrate. Gewichtsreduktionsprogramme mit Ernährungs- und Bewegungsmodulen sind eine kostengünstige Fertilitätsbehandlung, die darüber hinaus auch die Wahrscheinlichkeit auftretender gesundheitlicher Probleme während der Schwangerschaft reduziert.

Ein hoher Fitnessgrad vor der Schwangerschaft und regelmäßige körperliche Aktivität nach der Konzeption können somit eine übermäßige Gewichtszunahme während der Schwangerschaft verhindern und den Gewichtsstatus nach der Schwangerschaft deutlich günstig beeinflussen. Unter Berücksichtigung allgemeiner Trainingshinweise, Vorsichtsmaßnahmen und Kontraindikationen ist ein moderates Training zum Erhalt physischer und psychischer Fitness wünschenswert. Viele Sportarten (Joggen, Nordic Walking, Schwimmen, Radfahren u.a.) können in der Schwangerschaft ohne Risiko betrieben werden und fördern dabei die Gesundheit der werdenden Mutter und des Kindes. Eine individuelle Sportempfehlung muss alle genannten Gesichtspunkte, besonders die Fitness vor der Schwangerschaft, mit berücksichtigen.

## Literatur

1. **American College of Obstetricians and Gynecologists.** COG Committee Opinion. Exercise during pregnancy and the postpartum period. Int J Gynaecol Obstet 2002(77): 79–81.
2. **Artal R.** Fetal bradycardia induced by maternal exercise. Med Sci Sports Exerc 1988 Dec; 20(6): 611–613.
3. **Artal R.** Exercise: the alternative therapeutic intervention for gestational diabetes. Clin Obstet Gynecol 2003; 46(2): 479–487.
4. **Artal R., O'Toole M.** Guidelines of the American College of Obstetricians and Gynecologists for exercise during pregnancy and the postpartum period. Br J Sports Med 2003; 37(1): 6–12.
5. **Cedergren MI.** Maternal morbid obesity and the risk of adverse pregnancy outcome. Obstet Gynecol 2004; 103(2): 219–224.
6. **Cedergren MI.** Optimal gestational weight gain for body mass index categories. Obstet Gynecol 2007; 110(4): 759–764.
7. **Clapp JF.** Exercise during pregnancy. A clinical update. Clin Sports Med 2000; 19(2): 273–286.
8. **Clapp JF.** The effects of maternal exercise on fetal oxygenation and feto-placental growth. Eur J Obstet Gynecol Reprod Biol 2003;110 Suppl (1): S80–85.
9. **Clapp JF.** Exercise and fetal health. J Dev Physiol 1991; 15(1): 9–14.
10. **Clark AM, Thornley B, Tomlinson L, Galletley C, Norman RJ.** Weight loss in obese infertile women results in improvement in reproductive outcome for all forms of fertility treatment. Hum Reprod 1998; 13(6): 1502–1505.
11. **Davies GA, Wolfe LA, Mottola MF, MacKinnon C.** Joint SOGC/CSEP clinical practice guideline: exercise in pregnancy and the postpartum period. Can J Appl Physiol 2003; 28(3): 330–341.
12. **Davies GA, Wolfe LA, Mottola MF, MacKinnon C, Arsenault MY, Bartellas E et al.** Exercise in pregnancy and the postpartum period. J Obstet Gynaecol Can 2003; 25(6): 516–529.
13. **Dempsey JC, Butler CL, Sorensen TK, Lee IM, Thompson ML, Miller RS et al.** A case-control study of maternal recreational physical activity and risk of gestational diabetes mellitus. Diabetes Res Clin Pract 2004; 66(2): 203–215.

14. **Dempsey JC, Butler CL, Williams MA.** No need for a pregnant pause: physical activity may reduce the occurrence of gestational diabetes mellitus and preeclampsia. Exerc Sport Sci Rev 2005; 33(3): 141–149.

15. **Goldhammer E, Tanchilevitch A, Maor I, Beniamini Y, Rosenschein U, Sagiv M.** Exercise training modulates cytokines activity in coronary heart disease patients. Int J Cardiol 2005; 100(1): 93–99.

16. **Haakstad LA, Voldner N, Henrikson T, Bo K.** Physical activity level and weight gain in a cohort of pregnant Norwegian women. Acta Obstet Gynecol Scand 2007; 86(5): 559–564.

17. **Hartmann S, Bung P.** Physical exercise during pregnancy – physiological considerations and recommendations. J Perinat Med 1999; 27(3): 204–215.

18. **Hegaard HK, Kajaergaard H, Moller EF, Wachmann H, Ottesen B.** Leisure time physical activity is associated with a reduced risk of preterm delivery. Acta Obstet Gynecol Scand 2006; 85(6): 675–681.

19. **Hegaard HK, Pedersen BK, Nielsen BB, Damm P.** Leisure time physical activity during pregnancy and impact on gestational diabetes mellitus, pre-eclampsia, preterm delivery and birth weight: a review. Acta Obstet Gynecol Scand Epub 2007 Sep 7. Review. 2007; 86(11): 1290–1296.

20. **Huch R.** Pregnancy and professional activity. Arch Gynecol Obstet 1987; 242(1–4): 599–609.

21. **Jovanovic L.** What is so bad about a big baby? Diabetes Care 2001; 24(8): 1317–1318.

22. **Kagan KO, Kuhn U.** [Sports and pregnancy]. Herz 2004; 29(4): 426–434.

23. **Kemkes-Matthes B.** Changes in the blood coagulation system in pregnancy. Z Kardiol 2001; 90(Supp 4): 45–48.

24. **Kennelly MM, McCaffrey N, McLoughin P, Lysons S, McKenna P.** Fetal heart rate response to strenuous maternal exercise: not a predictor of fetal distress. Am J Obstet Gynecol 2002; 187(3): 811–816.

25. **Klein HH, Pich S.** [Cardiovascular changes during pregnancy]. Herz 2003; 28(3): 173–174.

26. **Korsten-Reck U, Marquardt K, Wurster KG.** Schwangerschaft und Sport (Pregnancy and Sports). Deutsche Zeitung für Sportmed 2009; 60(5): 117–121.

27. **Lakka TA, Lakka HM, Rankinen T, Leon AS, Rao DC, Skinner JS et al.** Effect of exercise training on plasma levels of C-reactive protein in healthy adults: the HERITAGE Family Study. Eur Heart J 2005; 26(19): 2018–2025.

28. **Larsson L, Lindqvist PG.** Low-impact exercise during pregnancy – a study of safety. Acta Obstet Gynecol Scand 2005; 84(1): 34–38.

29. **Longo LD.** Maternal blood volume and cardiac output during pregnancy: a hypothesis of endocrinologic control. Am J Physiol 1983; 245(5): 720–729.

30. **Mottola MF.** The role of exercise in the prevention and treatment of gestational diabetes mellitus. Curr Sports Med Rep 2007; 6(6): 381–386.

31. **Mottola MF.** Exercise prescription for overweight and obese women: pregnancy and postpartum. Obstet Gynecol Clin North Am 2009; 36(2): 301–316, viii.

32. **Okosun IS, Chandra KM, Boev A, Boltri JM, Choi ST, Parish DC et al.** Abdominal adiposity in U.S. adults: prevalence and trends, 1960–2000. Prev Med 2004; 39(1): 197–206.

33. **Pescatello LS, Franklin BA, Fagard R, Farquhar WB, Kelley GA, Ray CA.** American College of Sports Medicine position stand. Exercise and hypertension. Med Sci Sports Exerc 2004; 36(3): 533–553.

34. **Pischon T, Hankinson SE, Hotamisligil GS, Rifai N, Rimm EB.** Leisure-time physical activity and reduced plasma levels of obesity-related inflammatory markers. Obes Res 2003; 11(9): 1055–1064.

35. **Plagemann A.** Perinatal programming and functional teratogenesis: impact on body weight regulation and obesity. Physiol Behav 2005; 86(5): 661–668.

36. **Plagemann A, Davidowa H, Harder T, Dudenhausen JW.** Developmental programming of the hypothalamus: a matter of insulin. A comment on: Horvath TL, Bruning JC: Developmental programming of the hypothalamus: a matter of fat. Nat Med 2006; 12(52): 53. Neuroendocrinol Lett 2006; 27(1–2): 70–72.

37. **Plagemann A, Harder T, Dudenhausen JW.** The diabetic pregnancy, macrosomia, and perinatal nutritional programming. Nestle Nutr Workshop Ser Pediatr Program 2008; 61: 91–102.

38. **Plagemann A, Harder T, Schellong K, Rodekamp E, Dudenhausen JW.** [Fetal programming by disturbed intrauterine environment – fundamental mechanisms exemplified by the regulation of body weight and metabolism]. Gynakol Geburtshilfliche Rundsch 2008; 48(4): 215–224.

39. **Riemann MK, Kanstrup Hansen IK.** Effects on the foetus of exercise in pregnancy. Scand J Med Sci Sports 2000; 10(1): 12–19.

40. **Roberts JM, Lain KY.** Recent Insights into the pathogenesis of pre-eclampsia. Placenta 2002; 23(5): 359–372.

41. **Rooney BL, Schauberger CW.** Excess pregnancy weight gain and long-term obesity: one decade later. Obstet Gynecol 2002; 100(2): 245–252.

42. **Rudra CB, Sorensen TK, Luthy DA, Williams MA.** A prospective analysis of recreational physical activity and preeclampsia risk. Med Sci Sports Exerc 2008; 40(9): 1581–1588.

43. **Schaefer-Graf UM, Kleinwechter H.** Diagnosis and new approaches in the therapy of gestational diabetes mellitus. Curr Diabetes Rev 2006; 2(3): 343–352.

44. **Sorensen TK, Williams MA, Lee IM, Dashow EE, Thompson ML, Luthy DA.** Recreational physical activity during pregnancy and risk of preeclampsia. Hypertension 2003; 41(6): 1273–1280.

45. **Sternfeld B.** Physical activity and pregnancy outcome. Review and recommendations. Sports Med 1997; 23(1): 33–47.

46. **Weissgerber TL, Wolfe LA, Davies GA.** The role of regular physical activity in preeclampsia prevention. Med Sci Sports Exerc 2004; 36(12): 2024–2031.

47. **Weissgerber TL, Wolfe LA, Davies GA, Mottola MF.** Exercise in the prevention and treatment of maternal-fetal disease: a review of the literature. Appl Physiol Nutr Metab 2006; 31(6): 661–674.

48. **Wolfe LA, Davies GA.** Canadian guidelines for exercise in pregnancy. Clin Obstet Gynecol 2003; 46(2): 488–495.

49. **World Health Organisation.** WHO Technical Report. Obesity: preventing and managing the global epidemic. 894. 2000. WHO Report of a WHO Consulting.

50. **Wurster KG.** Sport in der Schwangerschaft und Stillzeit. In: Die Besonderheiten des Sports bei Mädchen und Frauen. Sportärzteschaft Württemberg 1998.

# Autorinnen und Autoren

*Bamberg, Christian*, Dr. med., Klinik für Geburtsmedizin, Pränatale Diagnostik und Therapie, DEGUM II, Charité – Universitätsmedizin Berlin, Campus Virchow-Klinikum, Augustenburger Platz 1, 13353 Berlin

*Bergmann, Karl E.*, Prof. Dr. med., Klinik für Geburtsmedizin, Charité – Universitätsmedizin Berlin, Campus Virchow-Klinikum, Augustenburger Platz 1, 13353 Berlin

*Bergmann, Renate L.*, Prof. Dr. med., Klinik für Geburtsmedizin, Charité – Universitätsmedizin Berlin, Campus Virchow-Klinikum, Augustenburger Platz 1, 13353 Berlin

*Cordes, Tim*, Dr. med., Klinik für Frauenheilkunde und Geburtshilfe, Campus Lübeck des Universitätsklinikums Schleswig-Holstein, Ratzeburger Allee 160, 23538 Lübeck

*Diedrich, Klaus*, Prof. Dr. med., Klinik für Frauenheilkunde und Geburtshilfe, Campus Lübeck des Universitätsklinikums Schleswig-Holstein, Ratzeburger Allee 160, 23538 Lübeck

*Gortner, Ludwig*, Prof. Dr. med., Universitätsklinikum des Saarlandes, Kliniken für Kinder- und Jugendmedizin, Kirrberger Str. 9, 66421 Homburg/Saar

*Harder, Thomas*, Dr. med., Klinik für Geburtsmedizin, AG „Experimentelle Geburtsmedizin", Charité – Universitätsmedizin Berlin, Campus Virchow-Klinikum, Augustenburger Platz 1, 13353 Berlin

*Hauner, Hans*, Prof. Dr. med., Else Kröner-Fresenius-Zentrum für Ernährungsmedizin, Technische Universität München, Gregor-Mendel-Str. 2, 85350 Freising-Weihenstephan

*Korsten-Reck, Ulrike*, Priv.-Doz. Dr. med., Medizinische Universitätsklinik Freiburg, Abteilung Rehabilitative und Präventive Sportmedizin, Hugstetterstr. 55, 79106 Freiburg

*Rodekamp, Elke*, Dr. med., Klinik für Geburtsmedizin, AG „Experimentelle Geburtsmedizin", Charité – Universitätsmedizin Berlin, Campus Virchow-Klinikum ,Augustenburger Platz 1, 13353 Berlin

*Schellong, Karen*, Dipl.-Ernähr., Klinik für Geburtsmedizin, AG „Experimentelle Geburtsmedizin", Charité – Universitätsmedizin Berlin, Campus Virchow-Klinikum ,Augustenburger Platz 1, 13353 Berlin

*Schultze-Mosgau, Askan*, Priv.-Doz. Dr. med., Klinik für Frauenheilkunde und Geburtshilfe, Campus Lübeck des Universitätsklinikums Schleswig-Holstein, Ratzeburger Allee 160, 23538 Lübeck

*Wabitsch, Martin,* Prof. Dr. med., Sektion Pädiatrische Endokrinologie und Diabetologie, Universitätsklinik für Kinder- und Jugendmedizin, Eythstr. 24, 89075 Ulm

*Wirth, Alfred,* Prof. Dr. med., Sonnenhang 1a, 49214 Bad Rothenfelde